药材标准植物基源集

Original Plant Collection in Standards of Chinese Medicinal Materials

赵维良　主编

浙江省食品药品检验研究院　编著

科学出版社
北京

内 容 简 介

本书参考我国 2017 年前颁布的国家和各省、自治区、直辖市中药材及民族药标准 120 余册，收录这些标准收载植物药材的所有基源植物，甄别其中的同名异物和同物异名，进行考证、校订、归纳和合并，共整理出药材基源植物 224 科 2969 种，按植物分类系统排列。内容有法定药用植物的中文名称（含别名）和植物拉丁学名（含异名）。

本书适于中药品种鉴定、药用植物基源考证等专业从事研究、教学、生产、检验等有关人员参考。

图书在版编目（CIP）数据

药材标准植物基源集 / 赵维良主编；浙江省食品药品检验研究院编著.—北京：科学出版社，2018.1

　ISBN 978-7-03-056410-8

　Ⅰ.①药… 　Ⅱ.①赵… ②浙… 　Ⅲ.①植物药 – 介绍 – 中国

Ⅳ.① R282.71

中国版本图书馆CIP数据核字(2018)第016315号

责任编辑：刘　亚 / 责任校对：张凤琴
责任印制：徐晓晨 / 封面设计：陈　敬

科 学 出 版 社 出版
北京东黄城根北街 16 号
邮政编码：100717
http://www.sciencep.com

北京建宏印刷有限公司 印刷
科学出版社发行　各地新华书店经销

2018年1月第 一 版　开本：720×1000　1/16
2018年5月第二次印刷　印张：11
字数：151 000
定价：68.00 元
（如有印装质量问题，我社负责调换）

本书编委会

浙江省食品药品检验研究院　编著

主　　编　赵维良

顾　　问　洪利娅

副 主 编　马临科　方翠芬　郭增喜　戚雁飞

编　　委（按姓氏拼音排序）

陈　浩　范志英　方翠芬　郭增喜

黄盼盼　黄琴伟　黄文康　李文庭

陆静娴　马临科　戚雁飞　史煜华

谭春梅　王　钰　严爱娟　张文婷

赵维良　郑　成　周　颖　祝　明

审　　稿　陈锡林

前　言

　　我国各族人民在数千年与疾病的斗争中，积累了丰富而有效的中医药知识，并逐渐建立了独特的理论体系，成为中国传统文化不可或缺的组成部分。中药系治病防病的物质基础，古人留下的中药著作汗牛充栋，最著名的有《神农本草经》《新修本草》《经史证类备急本草》《本草纲目》《植物名实图考》等。

　　我国民族众多，在民族医学发展的同时，也形成了藏药、维药、蒙药、壮药、瑶药、傣药、彝药、畲药等丰富多彩的民族药种类。

　　中药和民族药绝大多数源自植物。新中国成立后，制定了较为完备的中药、民族药标准体系。这些标准既有为全国各地普遍应用的国家标准，也有各省（自治区、直辖市）根据本地区及各民族特点而制定的地方标准，这些标准内容丰富，充分体现了中医药各流派及各民族医药的精华。

　　本书参考的标准有1953—2015年历版《中国药典》共10册（另有1930年出版的《中华药典》），原卫生部及食药监总局颁布的药品、中药材、藏药、维药、蒙药及中药成方制剂（附录中药材）共21册，各省、自治区、直辖市及港、台历版中药材，藏药，维药，壮药，瑶药，傣药，彝药等标准共82册，及个别单独收载基源植物较多的省炮制规范；另参考了《中国药材标准名录》记录的10余册成册标准等。

　　编写人员对上述所有药材标准的药材名、原植物中文名、拉丁学名及分类系统进行了认真细致的整理、归类、订正和校对，并对所有的植物中文名和拉丁学名与《中国植物志》、《中国真菌志》、《中国海藻志》、《中国藓类植物志》、*Flora of China*等植物学著作进行了校订，对不同标准收载的药材饮片的植物基源的中文别名和拉丁学名异名进行考证合并，并根据最近国内权威的分类著作，对一些种类进行归并，最后整理出法定药用植物名录共224科2969种（含种以下分类等级）。所有维管束植物均按植物分类系统（蕨类植物依据秦仁昌系统，裸子植物依据郑万钧系统，被子植物依据恩格勒系统）排列。

　　由于中药材和民族药标准公开发行的面较窄，且许多标准属内部发行，无论是纸质出版物还是网络信息都很难收集齐全，如果查询某一冷僻药材和饮片的植物基源，尤其是通过植物基源查询药材或饮片时常感到困难。本书提供了我国国家和地方有关标准收载的药材饮片原植物基源的全貌和概况，本书的出版，将为中药民族药、药用植物及植物的生产、使用、研究、教学、监管工作者带来检索的便利。

因水平所限，书中难免会有疏漏之处，敬请指正。

编 者

2017 年冬

编写说明

1. 本书共收录药材标准收载的药用植物2969种(含种以下分类等级)。按植物分类系统排列,其中蕨类植物依据秦仁昌系统,裸子植物依据郑万钧系统,被子植物依据恩格勒系统。

2. 每种药用植物收载内容有中文名、别名、拉丁学名和标准曾采用的拉丁学名异名。

3. 所采用的药用植物中文名及拉丁学名以《中国植物志》的名称为正名,如收载标准中的中文名和(或)拉丁学名系别名或异名的,均加括号列于正名后,并在正名上标注"*"号。如果收载标准的拉丁学名有拼写等问题的,则按改正后的正确学名列入。

4. 不同标准收载的同一药用植物拉丁学名的属名和种加词相同,但定名人有异的,一般依据《中国植物志》确定。

5. *Flora of China*(FOC)对《中国植物志》的中文名或拉丁学名若有订正,则本书依据 *Flora of China* 修改,修改的名称上标注"*"。

6. 属于种的鉴定错误或基源植物的误用,参照《中国植物志》,在该拉丁学名的种加词和定名人之间加 auct. non,并加括号置于正确基源植物的拉丁学名后。

7. 根据《中国植物志》正名对不同标准中收载的异名进行归并,如素心蜡梅 *Chimonanthus praecox* (Linn.) Link var. *concolor* Makino 和磬口蜡梅(红心蜡梅)*Chimonanthus praecox* (Linn.) Link var. *grandiflorus* (Lindl.) Makino 均为蜡梅 *Chimonanthus praecox* (Linn.) Link 的异名,故把前两者均归并至蜡梅项下。

8. 依据 *Flora of China* 对某些种或变种予以归并。归并后的中文或拉丁学名与原标准不同以"*"号标示。如果归并可能引起用药混乱的,则不予归并,如昆明山海棠仍单列不归并至雷公藤,川楝仍单列不归并至楝等。

9. 《中华药典》1930年版中收载的中药材,部分未载明中文名,本书根据有关资料从其拉丁学名查得中文名。

10. 菌藻地衣和藓类的中文名和拉丁学名依据《中国真菌志》、《中国的真菌》、《中国真菌总汇》、《中国海藻志》和《中国藓类植物属志》,另适当考虑《中国药典》用法。

参考标准

中华人民共和国药典 . 1953 年版 . 中央人民政府卫生部编 . 上海：商务印书馆 . 1953

中华人民共和国药典 . 1963 年版一部 . 中华人民共和国卫生部药典委员会编 . 北京：人民卫生出版社 . 1964

中华人民共和国药典 . 1977 年版一部 . 中华人民共和国卫生部药典委员会编 . 北京：人民卫生出版社 . 1978

中华人民共和国药典 . 1985 年版一部 . 中华人民共和国卫生部药典委员会编 . 北京：人民卫生出版社、化学工业出版社 . 1985

中华人民共和国药典 . 1990 年版一部 . 中华人民共和国卫生部药典委员会编 . 北京：人民卫生出版社、化学工业出版社 . 1990

中华人民共和国药典 . 1995 年版一部 . 中华人民共和国卫生部药典委员会编 . 广州：广东科技出版社、化学工业出版社 . 1995

中华人民共和国药典 . 2000 年版一部 . 国家药典委员会编 . 北京：化学工业出版社 . 2000

中华人民共和国药典 . 2005 年版一部 . 国家药典委员会编 . 北京：化学工业出版社 . 2005

中华人民共和国药典 . 2005 年版增补本 . 国家药典委员会编 . 北京：化学工业出版社 . 2009

中华人民共和国药典 . 2010 年版一部 . 国家药典委员会编 . 北京：中国医药科技出版社 . 2010

中华人民共和国药典 . 2015 年版一部 . 国家药典委员会编 . 北京：中国医药科技出版社

中华人民共和国药典 . 2015 年版四部 (418-424). 国家药典委员会编 . 北京：中国医药科技出版社

中华人民共和国卫生部药品标准 (部颁药品标准) 1963 年 . 中华人民共和国卫生部编 . 北京：人民卫生出版社 . 1964

中华人民共和国卫生部部标准 (试行). 中华人民共和国卫生部药典委员会编 . 1988

中华人民共和国卫生部药品标准 · 蒙药分册 . 中华人民共和国卫生部药典委员会编 . 1998

中华人民共和国卫生部药品标准 · 维吾尔药分册 . 中华人民共和国卫生部药典委员会编 . 乌鲁木齐：新疆科技卫生出版社 . 1999

中华人民共和国卫生部药品标准 · 藏药 · 第一册 . 中华人民共和国卫生部药典委员会编 . 1995

中华人民共和国卫生部药品标准 · 中药材 · 第一册 . 中华人民共和国卫生部药典委员会编 . 1992

进口药材质量暂行标准 . 中华人民共和国卫生部编 . 1977

中华人民共和国卫生部进口药材标准 . 中华人民共和国卫生部药典委员会编 . 1986

儿茶等 43 种进口药材质量标准 . 国家药品监督管理局注册标准 . 2004

中华人民共和国卫生部药品标准中药成方制剂 · 第一册 · 附录 . 中华人民共和国卫生部药典

委员会编 . 1989

中华人民共和国卫生部药品标准中药成方制剂·第二册·附录 . 中华人民共和国卫生部药典
委员会编 . 1990

中华人民共和国卫生部药品标准中药成方制剂·第三册·附录 . 中华人民共和国卫生部药典
委员会编 . 1991

中华人民共和国卫生部药品标准中药成方制剂·第四册·附录 . 中华人民共和国卫生部药典
委员会编 . 1991

中华人民共和国卫生部药品标准中药成方制剂·第五册·附录 . 中华人民共和国卫生部药典
委员会编 . 1992

中华人民共和国卫生部药品标准中药成方制剂·第六册·附录 . 中华人民共和国卫生部药典
委员会编 . 1992

中华人民共和国卫生部药品标准中药成方制剂·第七册·附录 . 中华人民共和国卫生部药典
委员会编 . 1993

中华人民共和国卫生部药品标准中药成方制剂·第八册·附录 . 中华人民共和国卫生部药典
委员会编 . 1993

中华人民共和国卫生部药品标准中药成方制剂·第九册·附录 . 中华人民共和国卫生部药典
委员会编 . 1994

中华人民共和国卫生部药品标准中药成方制剂·第十册·附录 . 中华人民共和国卫生部药典
委员会编 . 1995

中华人民共和国卫生部药品标准中药成方制剂·第十一册·附录 . 中华人民共和国卫生部药
典委员会编 . 1996

中华人民共和国卫生部药品标准中药成方制剂·第十二册·附录 . 中华人民共和国卫生部药
典委员会编 . 1997

中华人民共和国卫生部药品标准中药成方制剂·第十三册·附录 . 中华人民共和国卫生部药
典委员会编 . 1997

中华人民共和国卫生部药品标准中药成方制剂·第十四册·附录 . 中华人民共和国卫生部药
典委员会编 . 1997

中华人民共和国卫生部药品标准中药成方制剂·第十五册·附录 . 中华人民共和国卫生部药
典委员会编 . 1998

中华人民共和国卫生部药品标准中药成方制剂·第十七册·附录 . 中华人民共和国卫生部药
典委员会编 . 1998

北京市中药材标准 . 1998 年版 . 北京市卫生局编 . 北京：首都师范大学出版社 . 1998

山西省中药材标准 . 1987 年版 . 山西省卫生厅编

内蒙古蒙药材标准 . 1986 年版 . 内蒙古自治区卫生厅编 . 赤峰：内蒙古科学技术出版社 . 1987

内蒙古中药材标准 . 1988 年版 . 内蒙古自治区卫生厅编

辽宁省药品标准 . 1980 年版 . 辽宁省卫生局编

辽宁省药品标准 . 1987 年版 . 辽宁省卫生厅编

辽宁省中药材标准·第一册 . 2009 年版 . 辽宁省食品药品监督管理局编 . 沈阳 : 辽宁科学技术
    出版社 . 2009

吉林省药品标准 . 1977 年版 . 吉林省卫生局编

黑龙江省中药材标准 . 2001 年版 . 黑龙江省药品监督管理局编

上海市中药材标准 . 1994 年版 . 上海市卫生局编 . 1993

江苏省中药材标准 (试行稿) 第一批 . 1986 年版 . 江苏省卫生厅编

江苏省中药材标准 (试行稿) 第二批 . 1986 年版 . 江苏省卫生厅编

江苏省中药材标准 . 1989 年版 . 江苏省卫生厅编 . 南京 : 江苏省科学技术出版社

浙江省中药材标准 . 浙江省卫生厅文件 . 浙卫发 [2000]228 号 . 2000

浙江省中药材标准 (续编). 浙江省药品监督管理局文件 . 浙药监注 [2000]187 号 . 2000 年 12
    月

浙江省中药材标准 . 浙江省食品药品监督管理局文件 . 浙药监注 [2001]147 号 . 2001

浙江省中药材标准 . 浙江省食品药品监督管理局文件 . 浙药监注 [2004]136 号 . 2004

浙江省中药材标准 . 浙江省食品药品监督管理局文件 . 浙药监注 [2005]147 号 . 2005

浙江省中药材标准 . 浙江省食品药品监督管理局文件 . 浙药监注 [2006]51、56、186、189 号 .
    2006

浙江省中药材标准 . 浙江省食品药品监督管理局文件 . 浙药监注 [2007]97 号 . 2007

浙江省中药材标准 . 浙江省食品药品监督管理局文件 . 浙药监注 [2012] 10 号 . 2012

浙江省中药炮制规范 . 2005 年版 . 浙江省食品药品监督管理局编 . 杭州 : 浙江科学技术出版社 .
    2006

浙江省中药炮制规范 . 2015 年版 . 浙江省食品药品监督管理局编 . 北京 : 中国医药科技出版社 .
    2016

山东省中药材标准 . 1995 年版 . 山东省卫生厅编 . 济南 : 山东友谊出版社 . 1995

山东省中药材标准 . 2002 年版 . 山东省药品监督管理局编 . 济南 : 山东友谊出版社 . 2002

山东省中药材标准 . 2012 版 . 山东省食品药品监督管理局编 . 济南 : 山东科学技术出版社 . 2012

江西省中药材标准 . 1996 年版 . 江西省卫生厅编 . 南昌 : 江西科学技术出版社 . 1997

江西省中药材标准 . 江西省食品药品监督管理局编 . 上海 : 上海科学技术出版社 . 2014

福建省中药材标准 (试行稿) 第一批 . 1990 年版 . 福建省卫生厅编

福建省中药材标准 (试行本) 第三批 . 1995 年版 . 福建省卫生厅编

福建省中药材标准 . 2006 年版 . 福建省食品药品监督管理局 . 福州 : 海风出版社 . 2006

河南省中药材标准 . 1991 年版 . 河南省卫生厅编 . 郑州 : 中原农民出版社 . 1992

viii 参考标准

河南省中药材标准.1993年版.河南省卫生厅编.郑州：中原农民出版社.1994

湖北省中药材质量标准.2009年版.湖北省食品药品监督管理局编.武汉：湖北科学技术出版社.2009

湖南省中药材标准.1993年版.湖南省卫生厅编.长沙：湖南科学技术出版社.1993

湖南省中药材标准.2009年版.湖南省食品药品监督管理局编.长沙：湖南科学技术出版社.2010

广东省中药材标准·第一册.广东省食品药品监督管理局编.广州：广东科技出版社.2004

广东省中药材标准·第二册.广东省食品药品监督管理局编.广州：广东科技出版社.2011

广西中药材标准.1990年版.广西壮族自治区卫生厅编.南宁：广西科学技术出版社.1992

广西中药材标准·第二册.1996年版.广西壮族自治区卫生厅编

广西壮族自治区壮药质量标准·第一卷.2008年版.广西壮族自治区食品药品监督管理局编.南宁：广西科学技术出版社.2008

广西壮族自治区壮药质量标准.第二卷.2011年版.广西壮族自治区食品药品监督管理局编.南宁：广西科学技术出版社.2011

广西壮族自治区瑶药材质量标准.第一卷.2014年版.广西壮族自治区食品药品监督管理局编.南宁：广西科学技术出版社.2014

海南省中药材标准·第一册.海南省食品药品监督管理局编·海口：南海出版公司.2011

四川省中草药标准（试行稿）第一批.1977年版.四川省卫生局编

四川省中草药标准（试行稿）第二批.1979年版.四川省卫生局编

四川省中草药标准（试行稿）第三批.1980年版.四川省卫生厅编

四川省中草药标准（试行稿）第四批.1984年版.四川省卫生厅编

四川省中药材标准.1987年版.四川省卫生厅编

四川省中药材标准.1987年版增补本.四川省卫生厅编.成都：成都科技大学出版社.1991

四川省中药材标准.2010年版.四川省食品药品监督管理局编.成都：四川科学技术出版社.2011

四川省藏药材标准.四川省食品药品监督管理局编.成都：四川科学技术出版社.2014

贵州省中药材标准规格·上集.1965年版.贵州省卫生厅编

贵州省中药材质量标准.1988年版.贵州省卫生厅编.贵阳：贵州人民出版社.1990

贵州省药品标准.1994年版修订本.贵州省卫生厅批准

贵州省中药材、民族药材质量标准.2003年版.贵州省药品监督管理局编.贵阳：贵州科技出版社.2003

云南省药品标准.1974年版.云南省卫生局编

云南省药品标准.1996年版.云南省卫生厅编.昆明：云南大学出版社.1998

云南省中药材标准·2005年版·第一册.云南省食品药品监督管理局.昆明：云南美术出版社.

2005

云南省中药材标准·2005 年版.第二册·彝族药.云南省食品药品监督管理局编.昆明:云南
科技出版社.2007

云南省中药材标准·2005 年版.第三册·傣族药.云南省食品药品监督管理局编.昆明:云南
科技出版社.2007

云南省中药材标准·2005 年版.第四册·彝族药(Ⅱ).云南省食品药品监督管理局编.昆明:
云南科技出版社.2008

云南省中药材标准·2005 年版.第五册.傣族药(Ⅱ).云南省食品药品监督管理局编.昆明:
云南科技出版社.2005

云南省中药材标准·2005 年版.第六册.彝族药(Ⅲ).云南省食品药品监督管理局编.昆明:
云南科技出版社.2005

云南省中药材标准•2005年版.第七册.云南省食品药品监督管理局编.昆明.云南科技出版社.
2013

西藏自治区藏药材标准·第一册.西藏自治区食品药品监督管理局编.拉萨:西藏人民出版社.
2012

西藏自治区藏药材标准·第二册.西藏自治区食品药品监督管理局编.拉萨:西藏人民出版社.
2012

藏药标准·西藏、青海、四川、甘肃、云南、新疆卫生局编.第一版第一、二分册合编本.
1979

宁夏中药材标准.1993 年版.宁夏回族自治区卫生厅编.银川:宁夏人民出版社.1993

八月炸等十五种甘肃省中药材质量标准(试行).甘卫药发[1991]95 号.甘肃省卫生厅编

水飞蓟等二十二种甘肃省中药材质量标准(试行).甘卫药字(92)第 417 号.甘肃省卫生厅编

甘肃省 40 种中药材质量标准(试行).甘卫药发(95)第 049 号.甘肃省卫生厅

甘肃省第四批 24 种中药材质量标准(试行).甘卫药发[1996]第 347 号.甘肃省卫生厅编

甘肃省中药材标准.2009 年版.甘肃省食品药品监督管理局编.兰州:甘肃文化出版社.2009

青海省药品标准.1976 年版.青海省卫生局编

青海省药品标准.1986 年版.青海省卫生厅编

青海省药品标准.1992 年版.青海省卫生厅编

青海省藏药标准.1992 年版.青海省卫生厅编

青海省藏药标准.1992 年版增补本.青海省卫生厅编.1995

维吾尔药材标准·上册.新疆维吾尔自治区卫生厅编.新疆科技卫生出版社(K).1993

新疆维吾尔自治区药品标准·第一册.1980 年版.新疆维吾尔自治区卫生局编

新疆维吾尔自治区药品标准·第二册.1980 年版.新疆维吾尔自治区卫生局编

新疆维吾尔自治区药品标准.1987 年版.新疆维吾尔自治区卫生厅编

新疆维吾尔自治区维吾尔药材标准·第一册.2010年版.新疆维吾尔自治区食品药品监督管理局编.新疆人民卫生出版社.2010

中华药典.卫生部编印.上海：中华书局印刷所.1930（中华民国十九年）

香港中药材标准·第一册.香港特别行政区政府卫生署中医药事务部编制.2005

香港中药材标准·第二册.香港特别行政区政府卫生署中医药事务部编制.2008

香港中药材标准·第三册.香港特别行政区政府卫生署中医药事务部编制.2010

香港中药材标准·第四册.香港特别行政区政府卫生署中医药事务部编制.2012

香港中药材标准·第五册.香港特别行政区政府卫生署中医药事务部编制.2012

香港中药材标准·第六册.香港特别行政区政府卫生署中医药事务部编制.2013

香港中药材标准·第七册.香港特别行政区政府卫生署中医药事务部编制.2015

中华中药典."行政院卫生署"中华药典编修委员会编.台北："行政院卫生署".1980

中华民国中药典范（第一辑全四册）·第一册."行政院卫生署"中医药委员会、中药典编辑委员会编.台北：达昌印刷有限公司.1985

中华民国中药典范（第一辑全四册）·第二册."行政院卫生署"中医药委员会、中药典编辑委员会编.台北：达昌印刷有限公司.1985

中华中药典."行政院卫生署"中华药典中药集编修小组编.台北："行政院卫生署".2004

中华中药典."行政院卫生署"中华药典编修委员会编.台北："行政院卫生署".2006

中华中药典."行政院卫生署"中华药典编修小组编.台北："行政院卫生署".2013

目　录

蕨类植物门
PTERIDOPHYHA

一、石杉科 Huperziaceae

金丝条马尾杉　*Phlegmariurus fargesii* (Herter) Ching

二、石松科 Lycopodiaceae

1. 多穗石松*（杉蔓石松）　*Lycopodium annotinum* Linn.
2. 东北石松　*Lycopodium clavatum* Linn.
3. 石松　*Lycopodium japonicum* Thunb. ex Murray
4. 笔直石松　*Lycopodium obscurum* Linn. Sp. Pl. f. *strictum* Nakai ex Hara* [*Lycopodiastrum obscurum* Linn. form. *strictum* (Milde) Nukai ex Hara]
5. 扁枝石松　*Diphasiastrum complanatum* (Linn.) Holub
6. 垂穗石松（灯笼草）　*Palhinhaea cernua* (Linn.) Vasc. et Franco* (*Lycopodium cernuum* Linn.)
7. 藤石松（石子藤石松、藤子石松）　*Lycopodiastrum casuarinoides* (Spring) Holub ex Dixit* (*Lycopodium casuarinoides* Spring)

三、卷柏科 Selaginellaceae

1. 布朗卷柏*（毛枝卷柏）　*Selaginella braunii* Baker
2. 深绿卷柏　*Selaginella doederleinii* Hieron.
3. 江南卷柏　*Selaginella moellendorffii* Hieron.
4. 垫状卷柏　*Selaginella pulvinata* (Hook. et Grev.) Maxim.[*Selaginella tamariscina* (Beauv.) Spr. var. *pulvinata* Alston]
5. 卷柏　*Selaginella tamariscina* (P. Beauv.) Spring
6. 翠云草　*Selaginella uncinata* (Desv.) Spring

四、木贼科 Equisetaceae

1. 问荆　*Equisetum arvense* Linn.
2. 笔管草　*Equisetum ramosissimum* Desf.subsp. *debile* (Roxb. ex Vauch.) Hauke*

(*Equisetum debile* Roxb.)

3. 木贼　*Equisetum hiemale* Linn.

4. 节节草　*Equisetum ramosissimum* Desf.[*Hippochaete ramosissima* (Desf.) Boerner]

五、阴地蕨科 Botrychiaceae

1. 绒毛阴地蕨　*Botrychium lanuginosum* Wall.

2. 阴地蕨　*Botrychium ternatum* (Thunb.) Sw.[*Scepteridium ternatum* (Thunb.) Lyon.]

3. 薄叶阴地蕨　*Botrychium daucifolium* Wall.*[*Scepteridium daucifolium* (Wall. ex Grev.) Lyon.]

4. 华东阴地蕨　*Botrychium japonicum* (Prantl) Underw.* [*Scepteridium japonicum* (Prantl) Lyon]

六、瓶尔小草科 Ophioglossaceae

1. 钝头瓶尔小草*（柄叶瓶尔小草）　*Ophioglossum petiolatum* Hook.

2. 心脏叶瓶尔小草*（心叶瓶尔小草）　*Ophioglossum reticulatum* Linn.

3. 狭叶瓶尔小草　*Ophioglossum thermale* Kom.

4. 瓶尔小草　*Ophioglossum vulgatum* Linn.

七、莲座蕨科 Angiopteridaceae

披针观音座莲　*Angiopteris caudatiformis* Hieron.

八、紫萁科 Osmundaceae

1. 紫萁（紫萁贯众）　*Osmunda japonica* Thunb.

2. 华南紫萁　*Osmunda vachellii* Hook.

九、海金沙科 Lygodiaceae

1. 曲轴海金沙　*Lygodium flexuosum* (Linn.)Sw.

2. 海金沙　*Lygodium japonicum* (Thunb.)Sw.

3. 小叶海金沙（狭叶海金沙）　*Lygodium microphyllum* (Cav.) R. Br.*[*Lygodium*

scandens (Linn.) Sw.]

一〇、蚌壳蕨科 Dicksoniaceae

金毛狗*（金毛狗脊）　*Cibotium barometz* (L.) J. Sm.

十一、桫椤科 Cyatheaceae

桫椤　*Alsophila spinulosa* (Wall. ex Hook.) R. M. Tryon

十二、鳞始蕨科 Lindsaeaceae

乌蕨　*Odontosoria chinensis*（Linn.）J. smith* [*Sphenomeris chinensis* (Linn.)
Maxon；*Stenoloma chusanum* (Linn.) Ching]

十三、凤尾蕨科 Pteridaceae

1. 凤尾蕨　*Pteris cretica* Linn. var. *nervosa*（Thunb.）Ching et S. H.Wu
2. 溪边凤尾蕨　*Pteris excelsa* Gaud.
3. 井栏边草（凤尾草）　*Pteris multifida* Poir.et Lam. (*Pteris multifidi* Linn.)
4. 半边旗　*Pteris semipinnata* Linn.
5. 蜈蚣草　*Pteris vittata* Linn.

十四、中国蕨科 Sinopteridaceae

1. 野雉尾金粉蕨*（野鸡尾）　*Onychium japonicum* (Thunb.) Kze.
2. 银粉背蕨　*Aleuritopteris argentea* (Gmél.)Fé

十五、铁线蕨科 Adiantaceae

1. 团羽铁线蕨　*Adiantum capillus-junonis* Rupr.
2. 铁线蕨　*Adiantum capillus-veneris* Linn.
3. 扇叶铁线蕨　*Adiantum flabellulatum* Linn.

十六、蹄盖蕨科 Athyriaceae

1. 中华蹄盖蕨　*Athyrium sinense* Rupr.
2. 蛾眉蕨　*Lunathyrium acrostichoides* (Sw.) Ching
3. 陕西蛾眉蕨　*Lunathyrium giraldii* (Christ) Ching
4. 单叶双盖蕨　*Diplazium subsinuatum* (Wall. ex Hook. et Grev.) Tagawa*[*Diplazium lanceum* (Thunb.) Presl]

十七、金星蕨科 Thelypteridaceae

普通针毛蕨　*Macrothelypteris torresiana* (Gaud.) Ching

十八、铁角蕨科 Aspleniaceae

1. 西北铁角蕨　*Asplenium nesii* Christ
2. 倒挂铁角蕨　*Asplenium normale* Don
3. 长叶铁角蕨　*Asplenium prolongatum* Hook.
4. 卵叶铁角蕨　*Asplenium ruta-muraria* Linn.
5. 铁角蕨　*Asplenium trichomanes* Linn.
6. 变异铁角蕨　*Asplenium varians* Wall. ex Hook. et Grev.

十九、球子蕨科 Onocleaceae

荚果蕨　*Matteuccia struthiopteris* (Linn.)Todaro

二○、乌毛蕨科 Blechnaceae

1. 乌毛蕨　*Blechnum orientale* Linn.
2. 苏铁蕨　*Brainea insignis* (Hook.) J. Sm.
3. 狗脊（狗脊蕨）　*Woodwardia japonica* (Linn. f.) Smith
4. 珠芽狗脊（胎生狗脊蕨）　*Woodwardia prolifera* Hook. et Arn*.（*Woodwardia orientalis* Sw. var. *formosana* Rosenst.）
5. 顶芽狗脊*（单芽狗脊蕨、单芽狗脊）　*Woodwardia unigemmata* (Makino) Nakai

二一、鳞毛蕨科 Dryopteridaceae

1. 刺头复叶耳蕨 *Arachniodes exilis* (Hance) Ching
2. 粗茎鳞毛蕨（绵马鳞毛蕨） *Dryopteris crassirhizoma* Nakai
3. 欧洲鳞毛蕨（欧绵马） *Dryopteris filix-mas* (Linn.)Schott
4. 贯众 *Cyrtomium fortunei* J. Sm.

二二、肾蕨科 Nephrolepidaceae

肾蕨 *Nephrolepis cordifolia* (Linn.) C. Presl*[*Nephrolepis auriculata* (Linn.) Trimen]

二三、骨碎补科 Davalliaceae

1. 大叶骨碎补 *Davallia formosana* Hay.
2. 圆盖阴石蕨 *Humata tyermanni* Moore

二四、水龙骨科 Polypodiaceae

1. 欧亚多足蕨 *（欧亚水龙骨） *Polypodium vulgare* Linn.
2. 日本水龙骨（水龙骨） *Polypodiodes niponica* (Mett.) Ching*[*Polypodium nipponicum* Mett.]
3. 网眼瓦韦 *Lepisorus clathratus* (C. B. Clarke) Ching
4. 瓦韦 *Lepisorus thunbergianus* (Kaulf.) Ching
5. 光石韦 *Pyrrosia calvata* (Baker) Ching
6. 华北石韦 *（北京石韦） *Pyrrosia davidii* (Baker) Ching
7. 毡毛石韦 *Pyrrosia drakeana* (Franch.) Ching
8. 石韦 *Pyrrosia lingua* (Thunb.) Farwell
9. 有柄石韦 *Pyrrosia petiolosa* (Christ) Ching
10. 庐山石韦 *Pyrrosia sheareri* (Bak.) Ching
11. 抱石莲 *Lepidogrammitis drymoglossoides* (Bak.) Ching
12. 金鸡脚假瘤蕨 *（金鸡脚） *Phymatopteris hastata* (Thunb.) Pic. Serm.*[*Phymatopsis hastata* (Th.) Kitag.]
13. 紫柄假瘤蕨 *Phymatopteris crenatopinnata* (C. B. Clarke) Pic. Serm.
14. 多羽节肢蕨 *Arthromeris mairei* (Brause) Ching

15. 江南星蕨　*Microsorum fortunei* (T. Moore) Ching

二五、槲蕨科 Drynariaceae

1. 秦岭槲蕨 *（中华槲蕨）　*Drynaria sinica* Diels*[*Drynaria baronii* (Christ.) Diels]
2. 槲蕨　*Drynaria roosii* Nakaike*[*Drynaria fortunei* (Kunze) J. Sm.]

二六、苹科 Marsileaceae

苹（萍）　*Marsilea quadrifolia* Linn.

二七、满江红科 Azollaceae

满江红 *（绿萍）　*Azolla imbricata* (Roxb.) Nakai

裸子植物门
GYMNOSPERMAE

一、苏铁科 Cycadaceae

苏铁　*Cycas revoluta* Thunb.

二、银杏科 Ginkgoaceae

银杏　*Ginkgo biloba* Linn.

三、松科 Pinaceae

1. 金钱松　*Pseudolarix amabilis* (Nelson) Rehd.
2. 华山松　*Pinus armandii* Franch.
3. 白皮松　*Pinus bungeana* Zucc. ex Endl.
4. 西藏白皮松 *（喜山白皮松）　Pinus gerardiana* Wall.
5. 红松　*Pinus koraiensis* Sieb. et Zucc.
6. 马尾松　*Pinus massoniana* Lamb.
7. 油松　*Pinus tabuliformis* Carr.*(*Pinus tabulaeformis* Carr.)
8. 云南松　*Pinus yunnanensis* Franch.
9. 赤松　*Pinus densiflora* Sieb.et Zucc.
10. 大王松　*Pinus luchuensis* Mayer
11. 长叶松　*Pinus palustris* Mill.

四、杉科 Taxodiaceae

杉木　*Cunninghamia lanceolata* (Lamb.) Hook.

五、柏科 Cupressaceae

1. 侧 柏　*Platycladus orientalis* (Linn.)Franco[*Biota orientalis* (Linn.) Endl.；*Thuja orientalis* Linn.]
2. 圆柏　*Juniperus chinensis* Linn.*[*Sabina chinensis* (C.) Ant.]
3. 欧洲刺柏　*Juniperus communis* Linn.

4. 刺柏　*Juniperus formosana* Hayata

5. 滇藏方枝柏　*Juniperus indica* Bertol.*[*Sabina wallichiana* (Hook. f. et Thoms.) Kom.]

6. 祁连圆柏 (祁连山圆柏)　*Juniperus przewalskii* Kom.* (*Sabina przewalskii* Kom.)

7. 垂枝柏 * (曲枝圆柏)　*Juniperus recurva* Buch.-Ham.ex D. Don*[*Sabina recurva* (Hamilt.) Antoine]

8. 杜松　*Juniperus rigida* Sieb. et Zucc.

9. 叉子圆柏 * (河地柏、新疆圆柏)　*Juniperus sabina* Linn.* (*Sabina vulgaris* Antoine)

10. 高山柏　*Juniperus squamata* Buch.-Ham. ex D. Don*[*Sabina squamata* (Buch.-Hamilt) Antoine]

六、红豆杉科 Taxaceae

1. 东北红豆杉 * (紫杉)　*Taxus cuspidata* S. et Z.

2. 西藏红豆杉 * (喜马拉雅红豆杉)　*Taxus wallichiana* Zucc.

3. 南方红豆杉　*Taxus wallichiana* Zucc.var. *mairei* (Lemée et H. Lévl.) L. K. Fu et Nan Li*[*Taxus mairei* (Lemee et Lévl.) S. Y. Hu ex Liu]

4. 云南榧树 * (云南榧子)　*Torreya fargesii* Franch. var. *yunnanensis* (C. Y. Cheng et L. K. Fu) N. Kang* (*Torreya yunnanensis* Cheng et L. K. Fu)

5. 榧树 * (榧)　*Torreya grandis* Fort.ex Lindl.

七、麻黄科 Ephedraceae

1. 木贼麻黄　*Ephedra equisetina* Bge.

2. 山岭麻黄　*Ephedra gerardiana* Wall.

3. 中麻黄　*Ephedra intermedia* Schrenk et C. A. Mey.

4. 丽江麻黄　*Ephedra likiangensis* Florin

5. 藏麻黄　*Ephedra saxatilis* Royle ex Florin

6. 云南麻黄　*Ephedra saxatilis* Royle ex Florin var. *mairei* Florin

7. 草麻黄　*Ephedra sinica* Stapf

八、买麻藤科 Gnetaceae

1. 买麻藤　*Gnetum montanum* Markgr.

2. 小叶买麻藤　*Gnetum parvifolium* (Warb.)C. Y. Cheng ex Chun

被子植物门 ANGIOSPERMAE

单子叶植物纲 MONOCOTYLEDONEAE

一、香蒲科 Typhaceae

1. 长苞香蒲　*Typha angustata* Bory et Chaubard
2. 水烛 (水烛香蒲)　*Typha angustifolia* Linn.
3. 宽叶香蒲　*Typha latifolia* Linn.
4. 香蒲 [*] (东方香蒲)　*Typha orientalis* Presl.

二、露兜树科 Pandanaceae

露兜树 (露兜簕)　*Pandanus tectorius* Soland. ex Balf. f.

三、黑三棱科 Sparganiaceae

1. 小黑三棱 (单枝黑三棱、三棱)　*Sparganium simplex* Huds.
2. 黑三棱　*Sparganium stoloniferum* (Graebn.) Buch. -Ham. ex Juz. [*]　(*Sparganium ramosum* auct. non Huds.)

四、眼子菜科 Potamogetonaceae

1. 眼子菜　*Potamogeton distinctus* A. Bennett
2. 浮叶眼子菜　*Potamogeton natans* Linn.

五、泽泻科 Alismataceae

1. 东方泽泻　*Alisma orientale* (Samuel.) Juz. (*Alisma plantago-aquatica* Linn. var. *orientale* Sam.)
2. 野慈姑 [*] (慈菇)　*Sagittaria trifolia* Linn. [*] (*Sagittaria sagittifolia* Linn.)

六、禾本科 Gramineae

1. 薄竹 [*] (华思劳竹、华箟劳竹)　*Schizostachyum chinense* Rendle

2. 大头典竹　*Bambusa beecheyana* Munro var. *pubescens* (P. F. Li) W. C. Lin* [*Sinocalamus beecheyanus* (Munro) McClure var. *pubescens* P. F. Li]

3. 粉单竹　*Bambusa chungii* McClure

4. 撑篙竹　*Bambusa pervariabilis* McClure

5. 青皮竹（青竹皮）　*Bambusa textilis* McClure

6. 青竿竹*（青秆竹）　*Bambusa tuldoides* Munro (*Bambusa breviflora* Munro)

7. 龙竹*（大麻竹）　*Dendrocalamus giganteus* Munro * [*Sinocalamus giganteus* (Wall.) Keng f.]

8. 淡竹（粉绿竹）　*Phyllostachys glauca* McClure

9. 毛金竹*　*Phyllostachys nigra* (Lodd. ex Lindl.) Munro var. *henonis* (Mitford) Stapf ex Rendle

10. 灰竹（净竹）　*Phyllostachys nuda* McClure

11. 毛竹　*Phyllostachys edulis* (Carrière) J. Houz.* (*Phyllostachys pubescens* Mazel ex Lehaie)

12. 苦竹　*Pleioblastus amarus* (Keng) Keng f.

13. 稻　*Oryza sativa* Linn.

14. 糯稻　*Oryza sativa* Linn. var. *glutinosa* Matsum.

15. 菰　*Zizania latifolia* (Griseb.) Stapf * [*Zizania caduciflora* (Turcz.) Hand.-Mazz.]

16. 芦竹　*Arundo donax* Linn.

17. 芦苇　*Phragmites australis* (Cav.) Trin. ex Steud.* [*Phragmites communis* (Linn.) Trin.]

18. 卡开芦（大芦）　*Phragmites karka* (Retz.) Trin. ex Steud.

19. 淡竹叶（淡竹）　*Lophatherum gracile* Brongn. (*Lophatherum elatum* Zoll. et Moritzi)

20. 大麦　*Hordeum vulgare* Linn. (*Hordeum sativum* Jess var. *vulgare* Hack)

21. 裸麦（青稞）　*Hordeum distichon* Linn. var. *nudum* Linn.* (*Hordeum vulgare* Linn. var. *nudum* Hook. f.)

22. 黑麦　*Secale cereale* Linné

23. 小麦　*Triticum aestivum* Linn. (*Triticum sativum* Lam.)

24. 野燕麦　*Avena fatua* Linn.

25. 燕麦　*Avena sativa* Linn.

26. 鲫鱼草　*Eragrostis tenella* (Linn.) Beauv. ex Roem. et Schult.

27. 牛筋草　*Eleusine indica* (Linn.) Gaertn

28. 狗牙根　*Cynodon dactylon* (Linn.) Pers.

29. 稷*（黍）　*Panicum miliaceum* Linn.

30. 粱*（粟）　*Setaria italica* (Linn.) Beauv.

31. 狗尾草　*Setaria viridis* (Linn.) Beauv.

32. 白茅　*Imperata cylindrica* (Linn.) Beauv.

33. 大白茅　*Imperata cylindrica* (Linn.) Beauv. var. *major* (Nees) C. E. Hubb.

34. 甘蔗　*Saccharum officinarum* Linn.

35. 竹蔗　*Saccharum sinense* Roxb.

36. 金丝草　*Pogonatherum crinitum* (Thunb.) Kunth.

37. 高粱　*Sorghum bicolor* (Linn.) Moench* (*Sorghum vulgare* Pers.)

38. 桔草　*Cymbopogon goeringii* (Steud.) A. Camus

39. 青香茅　*Cymbopogon caesius* (Nees ex Hook. et Arn.) Stapf*

40. 柠檬草*（香茅）　*Cymbopogon citratus* (DC.) Stapf

41. 芸香草　*Cymbopogon distans* (Nees) Wats.

42. 玉蜀黍　*Zea mays* Linn.

43. 薏苡　*Coix lacryma-jobi* Linn.

44. 薏米　*Coix lacryma-jobi* Linn. var. *ma-yuen* (Roman.) Stapf

七、莎草科 Cyperaceae

1. 扁秆荆三棱*（扁秆镳草）　*Bolboschoenus planiculmis* (F. Schmidt) T. V. Egorova* (*Scirpus planiculmis* F. Schmidt)

2. 玉山针蔺*（头状花序蔗草）　*Trichophorum subcapitatum* (Thwaites et Hook.) D. A. Simpson* (*Scirpus subcapitatus* Thw.)

3. 水葱　*Schoenoplectus tabernaemontani* (Gmel.) Palla* (*Scirpus tabernaemontani* Gmel.)

4. 荆三棱　*Bolboschoenus yagara* (Ohwi) Y. C. Yang et M. Zhan* [*Scirpus fluviatillis* (Torr.) A. Gray；*Scirpus yagara* Ohwi]

5. 荸荠　*Heleocharis dulcis* (Burm. f.) Trin. ex Henschel[*Eleocharis tuberosa* (Roxb.) Roem. et Schult.]

6. 香附子*（莎草）　*Cyperus rotundus* Linn.

7. 短叶水蜈蚣*（水蜈蚣）　*Kyllinga brevifolia* Rottb.

8. 浆果薹草　*Carex baccans* Nees

9. 乌拉草　*Carex meyeriana* Kunth

八、棕榈科 Palmae

1. 棕榈　*Trachycarpus fortunei* (Hook.) H. Wendl.* (*Trachycarpus wagneianus* Becc.)

2. 蒲葵　*Livistona chinensis* (Jacq.) R.Br.

3. 麒麟竭　*Daemonorops draco* Bl.

4. 短穗鱼尾葵（董棕）　*Caryota mitis* (Lour.) Becc.

5. 槟榔　*Areca catechu* Linn.

6. 椰子（椰树）　*Cocos nucifera* Linn.

7. 巴西蜡棕榈　*Copernicia cerifera* Mart.

九、天南星科 Araceae

1. 菖蒲（水菖蒲、藏菖蒲）　*Acorus calamus* Linn.

2. 金钱蒲　*Acorus gramineus* Soland.

3. 石菖蒲　*Acorus tatarinowii* Schott.

4. 石柑子（石蒲藤）　*Pothos chinensis* (Raf.) Merr.

5. 穿心藤　*Amydrium hainanense* (Ting et Wu ex H. Li et al.) H. Li.

6. 爬树龙　*Rhaphidophora decursiva* (Roxb.) Schott

7. 狮子尾（崖角藤）　*Rhaphidophora hongkongensis* Schott

8. 千年健　*Homalomena occulta* (Lour.) Schott

9. 芋（茵芋）　*Colocasia esculenta* (Linn.) Schott

10. 尖尾芋 *（海芋）　*Alocasia cucullata* (Lour.) Schott* [*Alocasia macrorrhiza* (Linn.) Schott；*Alocasia odora* (Roxb.) C. Koch]

11. 大薸　*Pistia stratiotes* Linn.

12. 东亚蘑芋 *（疏毛摩芋）　*Amorphophallus kiusianus* (Makino) Makino* (*Amorphophallus sinensis* Belval)

13. 花蘑芋 *（魔芋）　*Amorphophallus konjac* K. Koch* (*Amorphophallus rivieri* Durieu)

14. 疣柄蘑芋 *（疣柄魔芋）　*Amorphophallus paeoniifolius* (Dennst.) Nicolson* (*Amorphophallus virosus* N. E. Brown)

15. 鞭檐犁头尖（水半夏）　*Typhonium flagelliforme* (Lodd.) Bl.

16. 独角莲　*Typhonium giganteum* Engl.

17. 东北南星 *（东北天南星）　*Arisaema amurense* Maxim.

18. 刺柄南星　*Arisaema asperatum* N. E. Brown

19. 红根南星　*Arisaema calcareum* H. Li

20. 一把伞南星　*Arisaema erubescens* (Wall.) Schott (*Arisaema consanguineum* Schott)

21. 螃蟹七　*Arisaema fargesii* Buchet

22. 象头花　*Arisaema franchetianum* Engl.
23. 天南星 * （异叶天南星）　*Arisaema heterophyllum* Blume
24. 雪里见　*Arisaema rhizomatum* C. E. C. Fisch.
25. 象南星 * （川中南星）　*Arisaema elephas* Buchet* (*Arisaema wilsonii* Engl.)
26. 山珠南星　*Arisaema yunnanense* Buchet
27. 滴水珠　*Pinellia cordata* N. E. Br.
28. 虎掌（掌叶半夏、虎掌南星、禹南星）　*Pinellia pedatisecta* Schott
29. 半夏　*Pinellia ternata* (Thunb.) Breit.

十、浮萍科 Lemnaceae

紫萍　*Spirodela polyrrhiza* (Linn.) Schleid.[*Lemna polyrrhiza* (Linn.) Schleid.]

十一、谷精草科 Eriocaulaceae

1. 毛谷精草　*Eriocaulon australe* R. Br.
2. 谷精草　*Eriocaulon buergerianum* Koern.
3. 白药谷精草　*Eriocaulon cinereum* R. Br. (*Eriocaulon sieboldianum* Sieb. et Zucc.)
4. 华南谷精草　*Eriocaulon sexangulare* Linn.

十二、鸭跖草科 Commelinaceae

1. 大苞水竹叶　*Murdannia bracteata* (C. B. Clarke) J. K. Morton ex Hong
2. 蛛丝毛蓝耳草　*Cyanotis arachnoidea* C. B. Clarke
3. 鸭跖草　*Commelina communis* Linn.

十三、灯心草科 Juncaceae

1. 灯心草　*Juncus effusus* Linn.[*Juncus effusus* Linn. var. *decipiens* Buchen.；*Juncus decipiens* (Buch.) Nakai]
2. 野灯心草　*Juncus setchuensis* Buchen. ex Diels
3. 假灯心草（拟灯心草）　*Juncus setchuensis* Buchen. var. *effusoides* Buchen.

十四、百部科 Stemonaceae

1. 百部 * （蔓生百部）　*Stemona japonica* (Bl.) Miq.

2. 细花百部 * （小花百部）　*Stemona parviflora* C.H. Wright

3. 直立百部　*Stemona sessilifolia* (Miq.) Franch. et Sav.

4. 大百部 * （对叶百部）　*Stemona tuberosa* Lour.

十五、百合科 Liliaceae

1. 叉柱岩菖蒲　*Tofieldia divergens* Bur. et Franch.

2. 丫蕊花　*Ypsilandra thibetica* Franch.

3. 毛叶藜芦　*Veratrum grandiflorum* (Maxim.) Loes. f. (*Veratrum puberulum* Loes. f.)

4. 蒙自藜芦　*Veratrum mengtzeanum* Loes. f.

5. 藜芦　*Veratrum nigrum* Linn. (*Veratrum nigrum* Linn. var. *ussuriense* Nakai)

6. 牯岭藜芦 * （黑紫藜芦）　*Veratrum schindleri* Loes.* [*Veratrum japonicum* (Baker) Loes. f.]

7. 狭叶藜芦　*Veratrum stenophyllum* Diels

8. 大理藜芦　*Veratrum taliense* Loes.f.

9. 知母　*Anemarrhena asphodeloides* Bge.

10. 玉簪　*Hosta plantaginea* (Lam.) Aschers.

11. 紫萼 * （紫玉簪）　*Hosta ventricosa* (Salisb.) Stearn

12. 黄花菜（金针菜）　*Hemerocallis citrina* Baroni

13. 萱草（黄花萱草）　*Hemerocallis fulva* (Linn.) Linn.

14. 小黄花菜 * （小萱草）　*Hemerocallis minor* Mill.

15. 折叶萱草 * （褶叶萱草）　*Hemerocallis plicata* Stapf

16. 库拉索芦荟　*Aloe barbadensis* Miller

17. 好望角芦荟　*Aloe ferox* Mill.

18. 索哥德拉芦荟　*Aloe perryi* Baker

19. 芦荟 * * （斑纹芦荟）　*Aloe vera* (Linnaeus) N.L.Burman* * [*Aloe vera* Linn. var. *chinensis* (Haw.) Berger]

20. 山慈菇（丽江山慈姑）　*Iphigenia indica* Kunth

21. 洼瓣花　*Lloydia serotina* (Linn.) Rchb.

22. 西藏洼瓣花（西藏萝蒂）　*Lloydia tibetica* Baker ex Oliv.

23. 老鸦瓣　*Tulipa edulis* (Miq.) Baker

24. 川贝母（卷叶贝母） *Fritillaria cirrhosa* D. Don

25. 棱砂贝母（稜砂贝母、梭砂贝母） *Fritillaria delavayi* Franch.

26. 鄂北贝母 *Fritillaria ebeiensis* G. D. Yu et G. Q. Ji

27. 紫花鄂北贝母 *Fritillaria ebeiensis* G. D. Yu et G. Q. Ji var. *purpurea* G.D.Yu et P. Li

28. 砂贝母*（滩贝母） *Fritillaria karelinii* (Fisch.) Baker (*Rhinopetalum karelinii* Fisch.)

29. 天目贝母*（湖北贝母、彭泽贝母） *Fritillaria monantha* Migo* (*Fritillaria hupehensis* Hsiao et K. C.)

30. 轮叶贝母 *Fritillaria maximowiczii* Freyn

31. 伊贝母（伊犁贝母） *Fritillaria pallidiflora* Schrenk

32. 甘肃贝母 *Fritillaria prezewalskii* Maxim.ex Batal

33. 罗氏贝母 *Fritillaria roylei* Hook.

34. 太白贝母 *Fritillaria taipaiensis* P. Y. Li

35. 宁夏贝母 *Fritillaria taipaiensis* P.Y.Li var. *ningxiaensis* Y.K.Yang et J.K.Wu

36. 东贝母 *Fritillaria thunbergii* Mig. var. *chekiangensis* Hsiao et K. C. Hsia

37. 浙贝母 *Fritillaria thunbergii* Miq. (*Fritillaria verticillata* Willd. var. *thunbergii* Bak.)

38. 暗紫贝母 *Fritillaria unibracteata* Hsiao et K. C. Hsia

39. 瓦布贝母 *Fritillaria unibracteata* Hsiao et K. C. Hsia var. *wabuensis* (S. Y. Tang et S. C. Yue) Z. D. Liu，S. Wang et S. C. Chen

40. 平贝母 *Fritillaria ussuriensis* Maxim.

41. 新疆贝母 *Fritillaria walujewii* Regel

42. 百合 *Lilium brownii* F. E. Brown var. *viridulum* Baker (*Lilium brownii* F. E. Brown var.*colchesteri* Wils.)

43. 渥丹*（山丹） *Lilium concolor* Salisb.

44. 毛百合 *Lilium dauricum* Ker-Gawl.

45. 川百合 *Lilium davidii* Duch.

46. 兰州百合 *Lilium davidii* Duchartre var. *unicolor* Cotton.

47. 东北百合（轮叶百合） *Lilium distichum* Nakai

48. 湖北百合 *Lilium henryi* Baker

49. 卷丹 *Lilium tigrinum* Ker Gawl.* (*Lilium lancifolium* Thunb.)

50. 麝香百合 *Lilium longiflorum* Thunb.

51. 山丹*（细叶百合） *Lilium pumilum* DC. (*Lilium tenuifolium* Fisch)

52. 南川百合　*Lilium rosthornii* Diels

53. 淡黄花百合　*Lilium sulphureum* Baker

54. 大百合 * （兜铃）　*Cardiocrinum giganteum* (Wall.) Makino* [*Cardiocrinum giganteum* (Wall.) Makino var. *yunnanense* (Elwes) Stearn]

55. 荞麦叶大百合 *　*Cardiocrinum cathayanum* (Wils.) Stearn

56. 火葱 * （细香葱）　*Allium ascalonicum* Linn. (*Allium cepa* var. *aggregatum* G. Don)

57. 薤头 * （野薤、薤）　*Allium chinense* G. Don* (*Allium bakeri* Regel)

58. 洋葱　*Allium cepa* Linn.

59. 葱　*Allium fistulosum* Linn.

60. 分葱　*Allium fistulosum* Linn. var. *caespitosum* Makino

61. 薤白 * （小根蒜）　*Allium macrostemon* Bge.

62. 太白韭 * （野葱）　*Allium prattii* C. H. Wright

63. 蒜（大蒜）　*Allium sativum* Linn.

64. 北葱 * （香葱）　*Allium schoenoprasum* Linn.

65. 韭（韭菜）　*Allium tuberosum* Rott. ex Spreng.

66. 海南龙血树（柬埔寨龙血树）　*Dracaena cambodiana* Pierre ex Gagn.

67. 剑叶龙血树　*Dracaena cochinchinensis* (Lour) S. C. Chen.

68. 矮龙血树　*Dracaena terniflora* Roxb.

69. 吉祥草　*Reineckia carnea* (Andrews) Kunth

70. 开口箭　*Campylandra chinensis* (Baker) M. N. Tamura，S. Yun Liang et Turland* [*Tupistra chinensis* (Baker) Tamura et al.]

71. 筒花开口箭　*Campylandra delavayi* (Franch.) M. N. Tamura，S. Yun Liang et Turland (*Tupistra delavayi* Franch.)

72. 疏花开口箭　*Tupistra sparsiflora* S. C. Chen et Y. T. Ma

73. 万年青　*Rohdea japonica* (Thunb.) Roth

74. 蜘蛛抱蛋　*Aspidistra elatior* Blume.

75. 长蕊万寿竹　*Disporum bodinieri* (Lévl. et Vnt.) Wang et Tang

76. 万寿竹　*Disporum cantoniense* (Lour.) Merr.

77. 宝铎草　*Disporum sessile* (Thunb.) D. Don

78. 多花黄精（囊丝黄精、长叶黄精）　*Polygonatum cyrtonema* Hua (*Polygonatum multiflorum* auct. non (Linn.) All；*Polygonatum multiflorum* Linn. var. *longifolium* Merr.)

79. 长梗黄精　*Polygonatum filipes* Merr.

80. 卷叶黄精 (褐花黄精)　*Polygonatum cirrhifolium* (Wall.) Royle (*Polygonatum fuscus* Hua)

81. 滇黄精　*Polygonatum kingianum* Coll. et Hemsl.

82. 玉竹 (萎蕤、欧玉竹)　*Polygonatum odoratum* (Mill.) Druce.* (*Polygonatum officinale* All.)

83. 康定玉竹　*Polygonatum prattii* Baker

84. 紫花黄精 (新疆黄精)　*Polygonatum roseum* (Ldb.) Kunth

85. 黄精 (东北黄精、轮叶黄精)　*Polygonatum sibiricum* Delar. ex Redoute

86. 湖北黄精　*Polygonatum zanlanscianense* Pamp

87. 散斑竹根七 * (散斑肖万寿竹)　*Disporopsis aspera* (Hua) Engl. ex Krause

88. 竹根七　*Disporopsis fuscopicta* Hance

89. 深裂竹根七 (竹根肖万寿竹、竹根假万寿竹)　*Disporopsis pernyi* (Hua) Diels

90. 华重楼 * (七叶一枝花、海南重楼)　*Paris polyphylla* Simth var. *chinensis* (Franch.) Hara (*Paris chinensis* Franch.；*Paris hainanensis* Merr.)

91. 球药隔重楼　*Paris fargesii* Franch.

92. 宽叶重楼　*Paris polyphylla* Smith var. *latifolia* Wang et Chang [*Paris polyphylla* Smith var. *stenophylla* Franch. f. *latitolia* (Wang et Chang) H. Li]

93. 狭叶重楼　*Paris polyphylla* Smith var. *stenophylla* Franch.

94. 宽瓣重楼 * (云南重楼)　*Paris polyphylla* Smith var. *yunnanensis* (Franch.) Hand.-Mazz. (*Paris yunnanensis* Franch.)

95. 黑籽重楼 (小玉竹)　*Paris thibetica* Franch. (*Polygonatum delavayi* Hua)

96. 延龄草　*Trillium tschonoskii* Maxim.

97. 天门冬 (天冬)　*Asparagus cochinchinensis* (Lour.) Merr.

98. 羊齿天门冬　*Asparagus filicinus* Ham.ex D. Don

99. 短梗天门冬　*Asparagus lycopodineus* (Baker) Wang et Tang

100. 密齿天门冬　*Asparagus meioclados* Lévl.

101. 石刁柏 (芦笋)　*Asparagus officinalis* Linn.

102. 小天冬 (小天门冬)　*Asparagus pseudofilicinus* Wang et Tang

103. 滇南天门冬　*Asparagus subscandens* F. T. Wang et S. C. Chen

104. 阔叶山麦冬 (短葶山冬麦)　*Liriope muscari* (Decne.) L. H. Bailey

105. 山麦冬　*Liriope spicata* (Thunb.) Lour.

106. 湖北麦冬　*Liriope spicata* (Thunb.) Lour. var. *prolifera* Y. T. Ma

107. 麦冬 (沿阶草)　*Ophiopogon japonicus* (Linn. f.) Ker-Gawl.

108. 粉条儿菜 (肺筋草)　*Aletris spicata* (Thunb.) Franch.

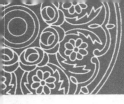

109. 马兜铃叶菝葜 *Smilax aristolochiaefolia* Miller

110. 菝葜 *Smilax china* Linn.

111. 长托菝葜 *Smilax ferox* Wall. ex Kunth

112. 土茯苓（光叶菝葜） *Smilax glabra* Roxb.

113. 黑果菝葜 *Smilax glauco-china* Warb.

114. 黑叶菝葜 *Smilax nigrescens* Wang et Tang ex P. Y. Li

115. 红果菝葜 *Smilax polycolea* Warb.

116. 牛尾菜 *Smilax riparia* A. DC.

117. 短梗菝葜 *Smilax scobinicaulis* C. H. Wright

118. 华东菝葜 *Smilax sieboldii* Miq.

119. 鞘柄菝葜（翅柄菝葜） *Smilax stans* Maxim.

120. 华肖菝葜 *Heterosmilax chinensis* Wang

121. 肖菝葜 *Heterosmilax japonica* Kunth

122. 合丝肖菝葜 *Heterosmilax gaudichaudiana* (Kunth) Maxim. * [*Heterosmilax japonica* Kunth var.*gaudichaudiana* (Kunth) Wang et Tang]

123. 短柱肖菝葜（云南肖菝葜） *Heterosmilax yunnanensis* Gagnep.

124. 秋水仙 *Colchicum autumnale* Linn.

十六、石蒜科 Amaryllidaceae

1. 石蒜 *Lycoris radiata* (L'Her.) Herb.

2. 仙茅 *Curculigo orchioides* Gaertn.

十七、蒟蒻薯科 Taccaceae

1. 箭根薯 *Tacca chantrieri* Andre* [*Tacca esquirolii* (Lévl.) Rehd.]

2. 裂果薯（蒟蒻薯） *Schizocapsa plantaginea* Hance[*Tacca plantaginea* (Hance) Drenth]

十八、薯蓣科 Dioscoreaceae

1. 参薯 *Dioscorea alata* Linn.

2. 黄独 *Dioscorea bulbifera* Linn.

3. 薯莨 *Dioscorea cirrhosa* Lour.

4. 叉蕊薯蓣 *Dioscorea collettii* Hook. f.

5. 粉背薯蓣（粉草薢、粉背叶薯蓣） *Dioscorea collettii* Hook. f. var. *hypoglauca* (Palibin) Pei et C. T. Ting* (*Dioscorea hypoglauca* Palibin)

6. 山薯 *Dioscorea fordii* Prain et Burkill

7. 福州薯蓣 *Dioscorea futschauensis* Uline

8. 日本薯蓣*（基隆山药） *Dioscorea japonica* Thunb.[*Dioscorea japonica* Thunb. var. *pseudo-japonica* (Hay.) Yamam]

9. 穿龙薯蓣（穿山龙薯蓣） *Dioscorea nipponica* Mak.

10. 黄山药 *Dioscorea panthaica* Prain et Burk.

11. 褐苞薯蓣 *Dioscorea persimilis* Prain & Burkill

12. 薯蓣*（山药、恒春薯蓣） *Dioscorea polystachya* Turcz.* (*Dioscorea bata-tas* Decne.；*Dioscorea opposita* Thunb；*Dioscorea doryphora* Hance)

13. 绵草薢 *Dioscorea spongiosa* J. Q. Xi，M. Mizuno et W. L. Zhao (*Dioscorea septemloba* auct.non Thunb.)

14. 山草薢 *Dioscorea tokoro* Makino

15. 盾叶薯蓣 *Dioscorea zingiberensis* C. H. Wright

十九、鸢尾科 Iridaceae

1. 番红花 *Crocus sativus* Linn.

2. 红葱 *Eleutherine plicata* Herb.

3. 射干 *Belamcanda chinensis* (Linn.) DC.

4. 玉蝉花*（马蔺） *Iris ensata* Thunb.

5. 喜盐鸢尾*（喜碱鸢尾、碱地马蔺、硷地马蔺） *Iris halophila* Pall.

6. 蝴蝶花 *Iris japonica* Thunb.

7. 白花马蔺*（马蔺） *Iris lactea* Pall.* [*Iris pallasii* Fisch. var. *chinensis* Fisch.；*Iris lactea* Pall. var. *chinensis* (Fisch.) Koidz.]

8. 鸢尾 *Iris tectorum* Maxim.

二十、芭蕉科 Musaceae

1. 小果野蕉*（香蕉） *Musa acuminata* Colla* (*Musa nana* Lour.)

2. 芭蕉 *Musa basjoo* Sieb. et Zucc.

3. 大蕉 *Musa sapientum* Linn. (*Musa paradisiaca* auct. non Linn.)

二十一、姜科 Zingiberaceae

1. 广西姜花　*Hedychium kwangsiense* T. L. Wu et Senjen

2. 短蕊姜花 *　Hedychium venustum* Wight*

3. 山柰　*Kaempferia galanga* Linn.

4. 土田七 *（姜叶三七）　Stahlianthus involucratus* (King ex Bak.) Craib

5. 郁金（毛郁金）　*Curcuma aromatica* Salisb.

6. 广西莪术　*Curcuma kwangsiensis* S. G. Lee et C. F. Liang

7. 姜黄　*Curcuma longa* Linn.

8. 莪术 *（蓬莪术）　Curcuma phaeocaulis* Val. (*Curcuma zedoaria* Rosc.)

9. 温郁金　*Curcuma wenyujin* Y. H. Chen et C. Ling

10. 云南草蔻（小草蔻）　*Alpinia blepharocalyx* K. Schum.

11. 光叶云南草蔻　*Alpinia blepharocalyx* K. Schum. var. *glabrior* (Hand.-Mazz.) T. L. Wu

12. 华山姜（华良姜）　*Alpinia chinensis* (Retz.) Rosc.

13. 红豆蔻（大高良姜）　*Alpinia galanga* (Linn.) Willd.

14. 海南山姜　*Alpinia hainanensis* K.Schum

15. 山姜（和山姜）　*Alpinia japonica* (Thunb.) Miq.

16. 草豆蔻　*Alpinia katsumadai* Hay.

17. 长柄山姜　*Alpinia kwangsiensis* T. L. Wu. et Senjen Chen

18. 高良姜　*Alpinia officinarum* Hance

19. 益智　*Alpinia oxyphylla* Miq.

20. 宽唇山姜　*Alpinia platychilus* K. Schum.

21. 花叶山姜（箭杆风）　*Alpinia pumila* Hook. f.

22. 艳山姜　*Alpinia zerumbet* (Pers.) Burtt et Smith

23. 爪哇白豆蔻　*Amomum compactum* Soland ex Maton (*Amomum cardamomun* auct. non Linn.)

24. 白豆蔻　*Amomum kravanh* Pierre ex Gagnep. * (*Amomum cardamomum* Linn.)

25. 海南砂仁（海南砂）　*Amomum longiligulare* T. L. Wu

26. 九翅豆蔻　*Amomum maximum* Roxb.

27. 草果（红草果）　*Amomum tsaoko* Crevost et Lemarie (*Amomum hongtsaoko* C.F.Liang et D Fang)

28. 砂仁 *（阳春砂、阳春砂仁）　Amomum villosum* Lour.

29. 缩砂密（缩砂、绿壳砂）　*Amomum villosum* Lour. var. *xanthioides* (Wall. ex Bak.) T. L. Wu et Senjen (*Amomum xanthioides* Wall. ex Bak.)

30. 珊瑚姜　*Zingiber corallinum* Hance

31. 姜　*Zingiber officinale* (Willd.) Rosc.

32. 紫色姜　*Zingiber purpureum* Rosc.

33. 闭鞘姜　*Costus speciosus* (Koen.) Smith

34. 小豆蔻　*Elettaria cardamomum* White et Maton*

35. 茴香砂仁　*Etlingera yunnanensis* (T. L. Wu et S. J. Chen) R. M. Smith

二十二、美人蕉科 Cannaceae

美人蕉　*Canna indica* Linn.

二十三、兰科 Orchidaceae

1. 高斑叶兰　*Goodyera procera* (Ker-Gawl.) Hook.

2. 斑叶兰*（银线莲）　*Goodyera schlechtendaliana* Rchb. f.

3. 金线兰*（花叶开唇兰）　*Anoectochilus roxburghii* (Wall.) Lindl.

4. 绶草（盘龙参）　*Spiranthes sinensis* (Pers.) Ames[*Spiranthes australis* (R. Brown.) Lindl.；*Spiranthes lancea* (Thunb.) Baches.]

5. 绿花舌唇兰　*Orchis chlorantha* Gust.

6. 雄红门兰　*Orchis mascula* Linn.

7. 斑叶红门兰　*Orchis maculata* Linn.*

8. 盔红门兰　*Orchis morio* Linn.

9. 小花蜻蜓兰　*Tulotis ussuriensis* (Regal et Maack) Hara

10. 裂瓣角盘兰*（阿拉善角盘兰）　*Herminium alaschanicum* Maxim.

11. 手参（手掌参、手参兰）　*Gymnadenia conopsea* (L.) R. Br.

12. 西南手参　*Gymnadenia orchidis* Lindl.

13. 香荚　*Vanilla planifolia* Andrews

14. 毛唇芋兰　*Nervilia fordii* (Hance.) Schltr.

15. 毛叶芋兰　*Nervilia plicata* (Andr.) Schltr.

16. 天麻　*Gastrodia elata* Bl.

17. 黄花白芨（黄花白及）　*Bletilla ochracea* Schltr.

18. 白芨（白及）　*Bletilla striata* (Thunb. ex A. Murray) Rchb. f.

19. 见血清*（脉羊耳兰）　*Liparis nervosa* (Thunb.ex A.Murray) .Lindl.

20. 杜鹃兰（毛慈姑）　*Cremastra appendiculata* (D. Don) Makino [*Cremastra vari-*

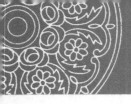

abilis (Bl.) Nakai]

21. 建兰　*Cymbidium ensifolium* (Linn.) Sw.

22. 三褶虾脊兰　*Calanthe triplicata* (Willemet) Ames

23. 竹叶兰　*Arundina graminifolia* (D. Don) Hochr.* (*Arundina chinensis* Bl.)

24. 独蒜兰　*Pleione bulbocodioides* (Franch.) Rolfe

25. 云南独蒜兰　*Pleione yunnanensis* Rolfe

26. 细叶石仙桃　*Pholidota cantonensis* Rolfe

27. 石仙桃　*Pholidota chinensis* Lindl.

28. 云南石仙桃　*Pholidota yunnanensis* Rolfe

29. 钩状石斛　*Dendrobium aduncum* Wall. ex Lindl.

30. 叠鞘石斛（迭鞘石斛）　*Dendrobium aurantiacum* Rchb. f. var. *denneanum* (Kerr) Z. H. Tsi (*Dendrobium chryseum* auct.non Rofle；*Dendrobinm denneanum* Kerr.)

31. 短棒石斛　*Dendrobium capillipes* Rchb. f.

32. 束花石斛*（黄草石斛）　*Dendrobium chrysanthum* Lindl.

33. 鼓槌石斛　*Dendrobium chrysotoxum* Lindl.

34. 密花石斛　*Dendrobium densiflorum* Lindl.

35. 齿瓣石斛　*Dendrobium devonianum* Paxt.

36. 流苏石斛*（马鞭石斛）　*Dendrobium fimbriatum* Hook. (*Dendrobium fimbriatum* Hook. var. *oculatum* Hook.)

37. 杯鞘石斛　*Dendrobium gratiosissimum* Rchb. f.

38. 细叶石斛　*Dendrobium hancockii* Rolfe

39. 重唇石斛　*Dendrobium hercoglossum* Rchb. f.

40. 美花石斛*（粉花石斛、环草石斛）　*Dendrobium loddigesii* Rolfe

41. 罗河石斛　*Dendrobium lohohense* T.Tang et F.T.Wang

42. 石斛（金钗石斛）　*Dendrobium nobile* Lindl.

43. 铁皮石斛（黑节草）　*Dendrobium officinale* Kimura ex Migo (*Dendrobium candidum* auct. non Lindl.)

44. 球花石斛　*Dendrobium thyrsiflorum* Rchb. f.

45. 戟叶金石斛　*Ephemerantha lonchophylla* (Hook. f.) P.F. Hunt et Summerh.

46. 流苏金石斛　*Flickingeria fimbriata* (Bl.) Hawkes (*Ephemerantha fimbriata* (Bl.) Hunt et Summerh.)

47. 绿脊金石斛　*Flickingeria tricarinata* Z. H. Tsi et S. C. Chen var. *viridilamella* Z. H. Tsi et S. C. Chen

48. 广东石豆兰　*Bulbophyllum kwangtungense* Schltr.

49. 滇南石豆兰　*Bulbophyllum psittacoglossum* Rehb. f.
50. 伏生石豆兰 *（小绿芨）　*Bulbophyllum reptans* (Lindl.) Lindl.

双子叶植物纲 DICOTYLEDONEAE

原始花被亚纲 ARCHICHLAMYDEAE

一、木麻黄科 Casuarinaceae

木麻黄　*Casuarina equisetifolia* Forst.

二、三白草科 Saururaceae

1. 三白草　*Saururus chinensis* (Lour.) Baill.
2. 蕺菜　*Houttuynia cordata* Thunb.

三、胡椒科 Piperaceae

1. 蒌叶（芦子、蒟酱）　*Piper betle* Linn.
2. 苎叶蒟　*Piper boehmeriaefolium* (Miq.) C. DC.
3. 光轴苎叶蒟（光轴苎叶、歪叶蓝）　*Piper boehmeriaefolium* (Miq.) C. DC. var. *tonkinense* C. DC. (*Piper boehmerifolium* Wall. var. *tonkinense* C. DC.)
4. 毕澄茄　*Piper cubeba* Linné filius
5. 黄花胡椒　*Piper flaviflorum* C. DC.
6. 山蒟　*Piper hancei* Maxim.
7. 毛蒟　*Piper hongkongense* C. DC.[*Piper puberulum* (Benth.) Maxim.]
8. 风藤　*Piper kadsura* (Choisy) Ohwi* (*Piper futokadsura* Sieb. et Zucc.)
9. 大叶蒟　*Piper laetispicum* C. DC.
10. 荜茇　*Piper longum* Linn.
11. 胡椒（黑胡椒）　*Piper nigrum* Linn.
12. 假蒟　*Piper sarmentosum* Roxb.
13. 石南藤（爬岩香、湖北胡椒）　*Piper wallichii* (Miq.) Hand.-Mazz. [*Piper wallichii* (Miq.) Hand.-Mazz. var. *hupeense* (C. DC.)Hand.-Mazz.]

四、金粟兰科 Chloranthaceae

1. 草珊瑚（肿节风、接骨金粟兰） *Sarcandra glabra* (Thunb.) Nakai

2. 丝穗金粟兰 *Chloranthus fortunei* (A. Gray) Solms-Laub.

3. 宽叶金粟兰 *Chloranthus henryi* Hemsl.

4. 全缘金粟兰 *Chloranthus holostegius* (Hand.-Mazz.) Pei et Shan

5. 毛脉金粟兰 *Chloranthus holostegius* (Hand.-Mazz.) Pei et Shan var. *trichoneurus* K. F. Wu

6. 多穗金粟兰 *Chloranthus multistachys* (H.-M.) Pei

7. 及已 *Chloranthus serratus* (Thunb.) Roem. et Schult.

8. 金粟兰*（珠兰） *Chloranthus spicatus* (Thunb.) Makino

五、杨柳科 Salicaceae

1. 响叶杨 *Populus adenopoda* Maxim.

2. 加拿大杨 *Populus canadensis* Moench

3. 山杨 *Populus davidiana* Dode*

4. 胡杨 *Populus euphratica* Oliv.* (*Populus diversifolia* Schrenk.)

5. 毛白杨 *Populus tomentosa* Carr.

6. 垂柳（柳） *Salix babylonica* Linn.

7. 黄花柳 *Salix caprea* Linn.

8. 旱柳 *Salix matsudana* Koidz.

9. 四子柳*（四籽柳） *Salix tetrasperma* Roxb.

六、杨梅科 Myricaceae

1. 云南杨梅*（矮杨梅） *Myrica nana* Cheval.

2. 杨梅 *Myrica rubra* Sieb.et Zucc.

七、胡桃科 Juglandaceae

1. 黄杞 *Engelhardia roxburghiana* Wall.

2. 枫杨 *Pterocarya stenoptera* C. DC.

3. 胡桃楸（核桃楸） *Juglans manshurica* Maxim.

4. 胡桃 *Juglans regia* Linn.

八、桦木科 Betulaceae

1. 欧榛　*Corylus avellana* Linn.
2. 榛 *（榛子）　Corylus heterophylla* Fisch.
3. 桤木　*Alnus cremastogyne* Burk.
4. 白桦　*Betula platyphylla* Suk.

九、壳斗科 Fagaceae

1. 水青冈 *（山毛榉）　Fagus longipetiolata* Seem.*（*Fagus sinensis* Oliv.）
2. 栗 *（板栗）　Castanea mollissima* Bl.
3. 川滇高山栎　*Quercus aquifolioides* Rehd. et Wils.
4. 槲树　*Quercus dentata* Thunb.
5. 没食子树　*Quercus infectoria* Oliv.
6. 蒙古栎　*Quercus mongolica* Fisch. ex Ledeb.
7. 夏栎 *（橡树）　Quercus robur* Linn.
8. 辽东栎　*Quercus wutaishanica* Mayr*[*Quercus mongolica* Fisch. ex Turcz.var. *liaotungensis* (Koiaz) Nakai]

一〇、榆科 Ulmaceae

1. 朴树　*Celtis sinensis* Pers.
2. 大果榆　*Ulmus macrocarpa* Hance
3. 榔榆　*Ulmus parvifolia* Jacq.
4. 榆树（榆）　*Ulmus pumila* Linn.

十一、桑科 Moraceae

1. 桑（白桑）　*Morus alba* Linn.
2. 鸡桑　*Morus australis* Poir.
3. 华桑　*Morus cathayana* Hemsl.
4. 蒙桑　*Morus mongolica* (Bureau) C. K. Schneider
5. 构树 *（楮、構）　Broussonetia papyrifera* (Linn.) L'Hér. ex Vent.
6. 假鹊肾树　*Streblus indicus* (Bur.) Corner* (*Pseudostreblus indica* Bur.)
7. 二色波罗蜜（二色桂木）　*Artocarpus styracifolius* Pierre

8. 构棘（葨芝）　*Maclura cochinchinensis* (Lour.) Corner[*Cudrania cochinchinensis* (Lour.) Kudo et Masam.]

9. 柘树 *（柘）　*Maclura tricuspidata* Carrière*[*Cudrania tricuspidata* (Carr.) Bur.]

10. 无花果　*Ficus carica* Linn.

11. 藤榕　*Ficus hederacea* Roxb.

12. 粗叶榕　*Ficus hirta* Vahl

13. 对叶榕　*Ficus hispida* Linn.

14. 榕树（细叶榕）　*Ficus microcarpa* Linn. f.

15. 琴叶榕 *（条叶榕、全叶榕）　*Ficus pandurata* Hance (*Ficus pandurata* Hance var. *angustifolia* Cheng；*Ficus pandurata* Hance var. *holophylla* Migo)

16. 薜荔　*Ficus pumila* Linn.

17. 珍珠莲　*Ficus sarmentosa* Buch.-Ham.ex J. E. Sm. var. *henryi* (King ex Oliv.) Corner

18. 极简榕 *（五指毛桃）　*Ficus simplicissima* Lour.

19. 地果（地瓜、地石榴）　*Ficus tikoua* Bureau

20. 啤酒花 *（忽布）　*Humulus lupulus* L. Sp. Pl.

21. 葎草　*Humulus scandens* (Lour.)Merr.

22. 大麻　*Cannabis sativa* Linn.

十二、荨麻科 Urticaceae

1. 麻叶荨麻　*Urtica cannabina* Linn.

2. 异珠荨麻 *（西藏荨麻）　*Urtica dioica* Linn.* （*Urtica tibetica* W. T. Wang)

3. 荨麻 *（裂叶荨麻）　*Urtica fissa* E. Pritz.

4. 宽叶荨麻　*Urtica laetevirens* Maxim.

5. 毛花点草　*Nanocnide lobata* Wedd.

6. 珠芽艾麻　*Laportea bulbifera* (Sieb. et Zucc.) Wedd.

7. 葡萄叶艾麻 *（广西艾麻）　*Laportea violacea* Gagnep.

8. 冷水花　*Pilea notata* C. H. Wright

9. 序叶苎麻　*Boehmeria clidemioides* Miq. var. *diffusa* (Wedd.) Hand-Mazz.

10. 苎麻（苧麻）　*Boehmeria nivea* (Linn.)Gaud.

11. 悬铃叶苎麻 *（悬铃木叶苎麻）　*Boehmeria tricuspis* (Hance) Makino* (*Boehmeria platanifolia* Franch. et Sar.)

12. 糯米团（蔓苎麻）　*Gonostegia hirta* (Bl.) Miq.[*Memorialis hirta* (Bl.) Wedd.]

十三、山龙眼科 Proteaceae

疟腮树　*Heliciopsis terminalis* (Kurz) Sleum.

十四、铁青树科 Olacaceae

1. 华南青皮木　*Schoepfia chinensis* Gardn.et Champ.
2. 青皮木　*Schoepfia jasminodora* Sieb.et Zucc.

十五、檀香科 Santalaceae

1. 檀香 (白檀)　*Santalum album* Linn.
2. 百蕊草　*Thesium chinense* Turcz.

十六、桑寄生科 Loranthaceae

1. 鞘花　*Macrosolen cochinchinensis* (Lour.) Van Tiegh.
2. 油茶离瓣寄生　*Helixanthera sampsoni* (Hance) Danser
3. 红花寄生 * (四川寄生)　*Scurrula parasitica* Linn. *[*Loranthus parasiticus* (Linn.) Merr.]
4. 广寄生 *　*Taxillus chinensis* (DC.) Danser
5. 柳叶钝果寄生 * (西南寄生、柳寄生)　*Taxillus delavayi* (Van Tiegh.) Danser
6. 毛叶钝果寄生 * (毛叶寄生)　*Taxillus nigrans* (Hance) Danser
7. 桑寄生 * (四川寄生、四川桑寄生)　*Taxillus sutchuenensis* (Lecomte) Danser
8. 灰毛桑寄生 * (灰毛寄生)　*Taxillus sutchunensis* (Lecomte) Danser var. *duclouxii* (Lecomte) H. S. Kiu
9. 卵叶槲寄生 * (阔叶槲寄生)　*Viscum album* Linn. var. *meridianum* Danser
10. 扁枝槲寄生 (枫香寄生)　*Viscum articulatum* Burm. f.
11. 槲寄生　*Viscum coloratum* (Komar.) Nakai
12. 枫香槲寄生　*Viscum liquidambaricolum* Hayata
13. 绿茎槲寄生　*Viscum nudum* Danser

十七、马兜铃科 Aristolochiaceae

1. 短尾细辛　*Asarum caudigelellum* C. Y. Cheng et C. S.Yang

2. 尾花细辛　*Asarum caudigerum* Hance

3. 双叶细辛　*Asarum caulescens* Maxim.

4. 杜衡　*Asarum forbesii* Maxim.

5. 辽细辛 *（北细辛、东北细辛）*　*Asarum heterotropoides* Fr. Schmidt var. *mandshuricum* (Maxim.) Kitag

6. 单叶细辛（西南细辛、毛细辛）　*Asarum himalaicum* Hook.f. et Thoms. ex Klotzsch.

7. 小叶马蹄香（宜昌细辛）　*Asarum ichangense* C. Y. Cheng et C. S.Yang

8. 金耳环　*Asarum insigne* Diels

9. 山慈菇　*Asarum sagittarioides* C. F. Liang

10. 细辛 *（华细辛）*　*Asarum sieboldii* Miq.

11. 汉城细辛　*Asarum sieboldii* Miq. f. *seoulense* (Nakai) C. Y. Cheng et C. S. Yang* (*Asarum sieboldii* Miq. var. *seoulense* Nakai)

12. 青城细辛　*Asarum splendens* (Maekawa) C. Y. Cheng et C. S. Yang

13. 五岭细辛　*Asarum wulingense* C. F. Liang

14. 土木香　*Aristolochia chuii* Wu

15. 北马兜铃　*Aristolochia contorta* Bge.

16. 马兜铃　*Aristolochia debilis* Sieb.et Zucc.

17. 广防己　*Aristolochia fangchi* Y.C. Wu ex L. D.Chow et S. M. Hwang

18. 通城虎　*Aristolochia fordiana* Hemsl.

19. 西藏马兜铃 *（穆坪马兜铃、藏木通、藏马兜铃）*　*Aristolochia griffithii* Hook.f. et Thoms. ex Duchartre

20. 异叶马兜铃 *（汉中防己）*　*Aristolochia kaempferi* Willd.f. *heterophylla* (Hemsl.) S. M. Hwang (*Aristolochia heterophylla* Hemsl.)

21. 广西马兜铃 *（川南马兜铃、大叶马兜铃）*　*Aristolochia kwangsiensis* Chun et How ex C. F. Liang* (*Aristolochia austroszechuanica* Chien et C. Y. Cheng)

22. 木通马兜铃 *（东北马兜铃、关木通）*　*Aristolochia manshuriensis* Kom. [*Hocquartia manshuriensis* (Kom.) Nakai]

23. 寻骨风 *（绵毛马兜铃）*　*Aristolochia mollissima* Hance

24. 宝兴马兜铃 *（木香马兜铃、穆坪马兜铃）*　*Aristolochia moupinensis* Franch.

25. 卵叶马兜铃　*Aristolochia ovatifolia* S. M. Hwang

26. 背蛇生 *（四川朱砂莲、朱砂莲、广西朱砂莲）*　*Aristolochia tuberosa* C. F. Liang et S. M. Hwang* (*Aristolochia cinnabarina* C. Y. Cheng et J. L. Wu)

27. 斑叶朱砂莲　*Aristolochia tuberosa* C. F. Ling et S. M. Hwang var. *albomaculata* J.

L. Wu Mss.

28. 香港马兜铃 * *Aristolochia westlandii* Hemsl.

十八、蛇菰科 Balanophoraceae

1. 红冬蛇菰 *（蛇菰） *Balanophora harlandii* Hook. f.
2. 印度蛇菰　*Balanophora indica* (Arn.) Griff.
3. 筒鞘蛇菰　*Balanophora involucrata* Hook. f.
4. 日本蛇菰 *（蛇菰） *Balanophora japonica* Makino
5. 红烛蛇菰　*Balanophora mutinoides* Hayata

十九、蓼科 Polygonaceae

1. 抱茎蓼（岩血竭）　*Polygonum amplexicaule* D. Don
2. 中华抱茎蓼　*Polygonum amplexicaule* D. Don var. *sinense* Forbes et Hemsl.
3. 木藤蓼　*Polygonum aubertii* Henry
4. 萹蓄　*Polygonum aviculare* Linn.
5. 拳参　*Polygonum bistorta* Linn.
6. 头花蓼　*Polygonum capitatum* Buch.-Ham. ex D. Don
7. 火炭母　*Polygonum chinense* Linn.
8. 硬毛火炭母（粗毛火炭母）　*Polygonum chinense* Linn. var. *hispidum* Hook. f.
9. 叉分蓼　*Polygonum divaricatum* Linn.
10. 椭圆叶蓼 *（亮果蓼）　*Polygonum ellipticum* Willd.ex Spreng.*[*Polygonum nitens* (Fisch. et Mey.) V. Petr ex Kom.]
11. 水蓼（水辣蓼）　*Polygonum hydropiper* Linn.
12. 酸模叶蓼　*Polygonum lapathifolium* Linn.
13. 绵毛酸模叶蓼　*Polygonum lapathifolium* Linn. var. *salicifolium* Sibth.
14. 圆穗蓼　*Polygonum macrophyllum* D. Don
15. 红蓼（红草）　*Polygonum orientale* Linn.
16. 草血竭 * *Polygonum paleaceum* Wall. ex HK. f.
17. 杠板归　*Polygonum perfoliatum* Linn.
18. 春蓼（桃叶蓼）　*Polygonum persicaria* Linn.
19. 习见蓼　*Polygonum plebeium* R. Br.
20. 丛枝蓼　*Polygonum posumbu* Buch.-Ham. ex D. Don (*Polygonum caespitosum*

Bl.)

21. 伏毛蓼 *（软水蓼、软叶水蓼、旱辣蓼、辣蓼） *Polygonum pubescens* Blume* [*Polygonum hydropiper* Linn. var. *flaccidum* (Meisn.) Steward.；*Polygonum flaccidum* Meisn.]

22. 羽叶蓼 *Polygonum runcinatum* Buch.-Ham. ex D. Don

23. 赤胫散 *Polygonum runcinatum* Buch.-Ham. ex D. Don var. *sinense* Hemsl.

24. 西伯利亚蓼 *Polygonum sibiricum* Laxm.

25. 支柱蓼 *Polygonum suffultum* Maxim.

26. 蓼蓝 *Polygonum tinctorium* Ait.

27. 叉枝蓼 *Polygonum tortuosum* D. Don

28. 珠芽蓼 *Polygonum viviparum* Linn.

29. 牛皮消蓼 *（毛血藤） *Fallopia cynanchoides* (Hemsl.)Harald.* (*Polygonum cynanchoidis* Hemsl.)

30. 何首乌 *Fallopia multiflora* (Thunb.) Harald. (*Polygonum multiflorum* Thunb.)

31. 毛脉蓼（朱砂七） *Fallopia multiflora* (Thunb.) Harald. var. *cillinerve* (Nakai) A. J. Li*[*Polygonum ciliinerve* (Nakai) Ohwi]

32. 虎杖 *Reynoutria japonica* Houtt.* (*Polygonum cuspidatum* Sieb. et Zucc.)

33. 金线草 *Antenoron filiforme* (Thunb.) Roberty et Vautier

34. 短毛金线草 *Antenoron filiforme* (Thunb.) Rob. et Vaut. var. *neofiliforme* (Nakai) A. J. Li*[*Antenoron neofiliforme* (Nakai) Hara]

35. 金荞麦 *（野荞麦） *Fagopyrum dibotrys* (D. Don) Hara*[*Fagopyrum cymosum* (Trev.) Meisn.]

36. 荞麦 *Fagopyrum esculentum* Moench

37. 苦荞麦 *Fagopyrum tataricum* (Linn.) Gaertn.

38. 翼蓼 *Pteroxygonum giraldii* Damm. et Diels

39. 酸模（毛脉酸模） *Rumex acetosa* Linn.

40. 皱叶酸模 *Rumex crispus* Linn.

41. 齿果酸模 *Rumex dentatus* Linn.

42. 戟叶酸模 *Rumex hastatus* D. Don

43. 羊蹄 *Rumex japonicus* Houtt.

44. 尼泊尔酸模 *Rumex nepalensis* Spreng

45. 巴天酸模 *Rumex patientia* Linn.

46. 藏边大黄 *Rheum australe* D. Don* (*Rheum emodii* Wall.)

47. 滇边大黄 *（沙七） *Rheum delavayi* Franch.

48. 河套大黄 *Rheum hotaoense* C. Y. Cheng et T. C. Kao

49. 疏枝大黄 *Rheum kialense* Franch.

50. 药用大黄（大黄、南大黄） *Rheum officinale* Baill.

51. 掌叶大黄（北大黄） *Rheum palmatum* Linn.

52. 小大黄 *Rheum pumilum* Maxim.

53. 穗序大黄 *Rheum spiciforme* Royle

54. 鸡爪大黄*（唐古特大黄、青海大黄） *Rheum tanguticum* Maxim. ex Regel*
（*Rheum palmatum* Linn. var. *tanguticum* Maxim.）

二〇、藜科 Chenopodiaceae

1. 甜菜 *Beta vulgaris* Linn.

2. 中亚滨藜 *Atriplex centralasiatica* Iljin

3. 西伯利亚滨藜 *Atriplex sibirica* Linn.

4. 菠菜 *Spinacia oleracea* Linn.

5. 藜 *Chenopodium album* Linn.

6. 洋土荆芥 *Chenopodium ambrosioides* Linné var. *anthelminticum* (Linné) A. Gray

7. 小藜 *Chenopodium serotinum* Linn.

8. 地肤 *Kochia scoparia* (Linn.) Schrad.

9. 土荆芥 *Dysphania ambrosioides* (Linn.) Mosyakin et Clemants* (*Chenopodium ambrosioides* Linn.)

二一、苋科 Amaranthaceae

1. 青葙 *Celosia argentea* Linn.

2. 鸡冠花（鸡冠） *Celosia cristata* Linn.

3. 刺苋 *Amaranthus spinosus* Linn.

4. 苋 *Amaranthus tricolor* Linn.

5. 皱果苋*（绿苋） *Amaranthus viridis* Linn.

6. 头花杯苋（头花蒽草） *Cyathula capitata* (Wall.) Moq.

7. 川牛膝 *Cyathula officinalis* Kuan

8. 绒毛杯苋*（毛杯苋） *Cyathula tomentosa* (Roth) Moq.

9. 土牛膝（粗毛牛膝、倒扣草） *Achyranthes aspera* Linn.

10. 牛膝（怀牛膝） *Achyranthes bidentata* Blume

11. 柳叶牛膝　*Achyranthes longifolia* (Makino) Makino

12. 红柳叶牛膝　*Achyranthes longifolia* (Makino) Makino f. *rubra* Ho

13. 喜旱莲子草 *（空心莲子草）　Alternanthera philoxeroides* (Mart.) Griseb.

14. 千日红　*Gomphrena globosa* Linn.

15. 浆果苋　*Deeringia amaranthoides* (Lam.) Merr. * (*Cladostachys frutescens* D. Don)

二二、紫茉莉科 Nyctaginaceae

1. 紫茉莉　*Mirabilis jalapa* Linn.

2. 山紫茉莉 *（喜马拉雅紫茉莉）　Oxybaphus himalaicus* Edgew.* [*Mirabilis himalaica* (Edgew.) Heim.]

二三、商陆科 Phytolaccaeae

1. 商陆　*Phytolacca acinosa* Roxb. (*Phytolacca esculenta* Van Houtte.)

2. 垂序商陆　*Phytolacca americana* Linn.

二四、马齿苋科 Portulacaceae

1. 马齿苋　*Portulaca oleracea* Linn.

2. 土人参　*Talinum paniculatum* (Jacq.) Gaertn.

二五、石竹科 Caryophyllaceae

1. 荷莲豆草 *（荷莲豆）　Drymaria cordata* (Linn.) Willd. ex Schult.

2. 白鼓钉　*Polycarpaea corymbosa* (Linn.) Lam.

3. 孩儿参（太子参）　*Pseudostellaria heterophylla* (Miq.) Pax ex Pax et Hoffm. [*Pseudostellaria rhaphanorriza* (Hemsl.) Pax]

4. 银柴胡　*Stellaria dichotoma* Linn. var. *lanceolata* Bge.

5. 繁缕　*Stellaria media* (Linn.) Cyr.

6. 千针万线草 *（云南繁缕）　Stellaria yunnanensis* Franch.

7. 老牛筋 *（灯心蚤缀、灯心草蚤缀）　Arenaria juncea* M. Bieb.

8. 甘肃雪灵芝 *（甘肃蚤缀、卵瓣蚤缀）　Arenaria kansuensis* Maxim. (*Arenaria kansuensis* Maxim. var. *ovatipetata* Tsui.)

9. 福禄草 *（高原蚤缀）　*Arenaria przewalskii* Maxim.

10. 大坂山蚤缀　*Arenaria tapanshanensis* Tsui

11. 漆姑草　*Sagina japonica* (Sw.) Ohwi

12. 狗筋蔓　*Silene baccifera* (Linn.) Roth* (*Cucubalus baccifer* Linn.；*Silene baccifer* Linn.)

13. 山蚂蚱草 *（旱麦瓶草）　*Silene jenisseensis* Willd.

14. 纤细绳子草　*Silene tenuis* Willd.

15. 掌脉蝇子草 *（瓦草）　*Silene asclepiadea* Franch [*Melandrium viscidulum* (Bur. et Fr.) Williams var. *szechuanensis* (Williams) Hand.-Mazz.]

16. 粘萼蝇子草　*Silene viscidula* Franch.

17. 麦蓝菜（王不留行）　*Vaccaria hispanica* (Mill.) Rauschert*[*Vaccaria segetalis* (Neck.) Garcke；*Vaccaria pyramidata* Medic.]

18. 石竹　*Dianthus chinensis* Linn.

19. 长萼瞿麦　*Dianthus longicalyx* Miq.

20. 瞿麦　*Dianthus superbus* Linn.

21. 长蕊石头花 *（长蕊丝石竹）　*Gypsophila oldhamiana* Miq.

22. 金铁锁　*Psammosilene tunicoides* W. C. Wu et C. Y. Wu

二六、睡莲科 Nymphaeaceae

1. 莲　*Nelumbo nucifera* Gaertn.

2. 芡实 *（芡）　*Euryale ferox* Salisb. ex Konig et Sims

3. 雪白睡莲（睡莲）　*Nymphaea candida* C. Presl

4. 萍蓬草　*Nuphar pumilum* (Hoffm.) DC.

二七、毛茛科 Ranunculaceae

1. 新疆芍药（阿尔泰赤芍、奇特赤芍）　*Paeonia anomala* Linn. (*Paeonia sinjiangensis* K. Y. Pan)

2. 川赤芍　*Paeonia anomala* Lynch (*Paeonia anomala* Linn. subsp. *veitchii* (Lynch) D. Y. Hong et K. Y. Pan)

3. 单花赤芍（单花芍药）　*Paeonia veitchii* Lynch var. *uniflora* K. Y. Pan

4. 毛赤芍（毛叶川赤芍）　*Paeonia veitchii* Lynch var. *woodwardii* (Stapf ex Cox) Stern

5. 四川牡丹 *Paeonia decomposita* Hand.-Mazz. * (*Paeonia szechuanica* Fang)

6. 滇牡丹 (紫牡丹、野牡丹) *Paeonia delavayi* Franch.

7. 狭叶牡丹 (窄叶牡丹) *Paeonia delavayi* Franch. var. *angustiloba* Rehd.et Gagn.
   (*Paeonia potaninii* Komarov)

8. 黄牡丹 *Paeonia delavayi* Franch. var. *lutea* (Delavay ex Franch.) Finet et Gagnep.
   (*Paeonia lutea* Franch.)

9. 块根芍药 * (块根赤芍、杂芍药、狭叶芍药) *Paeonia intermedia* C. A. Mey.
   [*Paeonia anomala* Linn. var. *intermedia* (C. A. Mey) O. et B. Fedtsch. ;
   Paeonia hybrida Pall.]

10. 芍药 (毛果芍药) *Paeonia lactiflora* Pall.[*Paeonia albiflora* Pall. ; *Paeonia lactiflora* Pall. var. *trichocarpa* (Bunge) Stern.]

11. 美丽芍药 *Paeonia mairei* Lévl.

12. 草芍药 *Paeonia obovata* Maxim.

13. 毛叶草芍药 *Paeonia obovata* Maxim. var. *willmottiae* (Stapf) Stern

14. 紫斑牡丹 *Paeonia rockii* (S. G. Haw. et Laeuner) T.Hang et T. J. Li

15. 牡丹 *Paeonia suffruticosa* Andr.

16. 花葶驴蹄草 *Caltha scaposa* Hook. f. et Thoms.

17. 阿尔泰金莲花 *Trollius altaicus* C. A. Mey.

18. 宽瓣金莲花 *Trollius asiaticus* Linn.

19. 金莲花 *Trollius chinensis* Bunge

20. 短瓣金莲花 *Trollius ledebouri* Reichb.

21. 长瓣金莲花 *Trollius macropetalus* Fr. Schmidt

22. 铁破锣 (滇豆根) *Beesia calthaefolia* (Maxim.) Ulbr.

23. 兴安升麻 *Cimicifuga dahurica* (Turcz.) Maxim.

24. 升麻 (西升麻) *Cimicifuga foetida* Linn.

25. 大三叶升麻 *Cimicifuga heracleifolia* Kom.

26. 腺毛黑种草 (瘤果黑种草) *Nigella glandulifera* Freyn et Sint

27. 黑香种草 (家黑种草) *Nigella sativa* Linn.

28. 藏草乌 *Aconitum balfourii* Stapf

29. 短柄乌头 * (雪上一支蒿) *Aconitum brachypodum* Diels.

30. 展毛短柄乌头 *Aconitum brachypodum* Diels. var. *laxiflorum* Fletch et Lauener

31. 乌头 (卡氏乌头、川乌头) *Aconitum carmichaeli* Debx. (*Aconitum carmichaelii* Debeaux)

32. 黄山乌头 *Aconitum carmichaeli* Debx. var. *hwangshanicum* W. T. Wang et Hsiao

33. 展毛乌头*（华乌头） *Aconitum carmichaeli* Debx. var. *truppelianum* (Ulbr.) W.T.Wang et Hsiao* (*Aconitum chinense* Paxt.)

34. 黄花乌头 *Aconitum coreanum* (Lévl.) Rapaics

35. 深裂黄草乌（紫金龙、藤乌） *Aconitum vilmorinianum* Kom. var. *altifidum* W. T. Wang

36. 伏毛铁棒锤 *Aconitum flavum* Hand.-Mazz.

37. 露蕊乌头 *Aconitum gymnandrum* Maxim.

38. 瓜叶乌头（滇南草乌） *Aconitum hemsleyanum* E. Pritz. * (*Aconitum austroyunnanense* W. T. Wang)

39. 川鄂乌头*（松潘乌头） *Aconitum henryi* E. Pritz. * (*Aconitum sungpanense* Hand.-Mazz.)

40. 工布乌头 *Aconitum kongboense* Lauener

41. 北乌头 *Aconitum kusnezoffii* Reichb.

42. 宣威乌头 *Aconitum nagarum* Stapf var. *lasiandrum* W. T. Wang (*Aconitum subrosullatum* H.-M.)

43. 船盔乌头*（船形乌头） *Aconitum naviculare* (Brühl.) Stapf

44. 铁棒锤 *Aconitum pendulum* Busch (*Aconitum szechenyianum* Gay.)

45. 多裂乌头 *Aconitum polyschistum* Hand.-Mazz.

46. 美丽乌头 *Aconitum pulchellum* Hand.-Mazz.

47. 高乌头 *Aconitum sinomontanum* Nakai

48. 甘青乌头（唐古特乌头） *Aconitum tanguticum* (Maxim.) Stapf

49. 康定乌头 *Aconitum tatsienense* Finet et Gagnep.

50. 黄草乌 *Aconitum vilmorinianum* Komarov

51. 囊距翠雀花*（囊距翠雀） *Delphinium brunonianum* Royle

52. 滇川翠雀花 *Delphinium delavayi* Franch.

53. 展毛翠雀花*（展毛崔雀） *Delphinium kamaonense* Huth var.*glabrescens* (W. T. Wang) W. T. Wang

54. 云南翠雀花 *Delphinium yunnanense* Franch.

55. 乳突拟耧斗菜*（宿萼假耧斗菜、疣种拟耧斗菜） *Paraquilegia anemonoides* (Willd.) Engl. ex Ulbr

56. 拟耧斗菜（假耧斗菜） *Paraquilegia microphylla* (Royle) Drumm. et Hutch.

57. 天葵 *Semiaquilegia adoxoides* (DC.) Makino

58. 唐松草 *Thalictrum aquilegifolium* Linn. var. *sibiricum* Regel. et Tiling

59. 欧洲唐松草*（耧斗叶唐松草） *Thalictrum aquilegifolium* Linn.

60. 贝加尔唐松草　*Thalictrum baicalense* Turcz.

61. 星毛唐松草　*Thalictrum cirrhosum* Lévl.

62. 高原唐松草　*Thalictrum cultratum* Wall. (*Thalictrum deciternatum* Boiv.)

63. 偏翅唐松草　*Thalictrum delavayi* Franch.

64. 腺毛唐松草 *（香唐松草）　Thalictrum foetidum* Linn.

65. 多叶唐松草　*Thalictrum foliolosum* DC.

66. 金丝马尾连　*Thalictrum glandulosissimum* (Fin. et Gagn.) W. T. Wang et S. H. Wang (*Thalictrum foetidum* Linn. var. *glandulosissimum* Finet et. Gagnep)

67. 东亚唐松草　*Thalictrum minus* Linn. var. *hypoleucum* (Sieb. et Zucc.) Miq.

68. 黄连　*Coptis chinensis* Franch.

69. 短萼黄连　*Coptis chinensis* Franch. var. *brevisepala* W. T. Wang et Hsiao

70. 三角叶黄连　*Coptis deltoidea* C. Y. Cheng et Hsiao

71. 日本黄连　*Coptis japonica* Makino

72. 云南黄连 *（云连、印度黄连、家黄连、云黄连）　Coptis teeta* Wall. (*Coptis teetoides* C. Y. Cheng)

73. 阿尔泰银莲花（九节菖蒲）　*Anemone altaica* Fisch. ex C. A. Mey.

74. 鹅掌草 *（林荫银莲花）　Anemone flaccida* Fr. Schmidt

75. 打破碗花花（野棉花）　*Anemone hupehensis* V. Lem.

76. 钝裂银莲花　*Anemone obtusiloba* D. Don

77. 多被银莲花（红背银莲花）　*Anemone raddeana* Regel

78. 草玉梅（虎掌草）　*Anemone rivularis* Buch.-Ham. ex DC.

79. 大火草　*Anemone tomentosa* (Maxim.) Pei

80. 朝鲜白头翁　*Pulsatilla cernua* (Thunb.) Bercht. et Opiz.

81. 白头翁　*Pulsatilla chinensis* (Bunge) Regel

82. 兴安白头翁　*Pulsatilla dahurica* (Fisch.) Spreng.

83. 细叶白头翁　*Pulsatilla turczaninovii* Kryl. et Serg.

84. 芹叶铁线莲（细叶铁线莲）　*Clematis aethusifolia* Turcz.

85. 女萎　*Clematis apiifolia* DC.

86. 钝齿铁线莲（钝齿女萎）　*Clematis apiifolia* DC. var. *argentilucida* (H. Lévl. et Vaniot) W. T. Wang[*Clematis apiifolia* DC. var. *obtusidentata* Rehd. et Wils.；*Clematis obtusidentata* (Rehd.et Wils) Hj. Eichle.]

87. 小木通（山木通）　*Clematis armandii* Franch.

88. 短尾铁线莲　*Clematis brevicaudata* DC.

89. 威灵仙　*Clematis chinensis* Osbeck

90. 山木通（铁皮威灵仙）　*Clematis finetiana* Lévl. et Vaniot* (*Clematis pavoliniana* Pamp.)

91. 粗齿铁线莲　*Clematis grandidentata* (Rehder et E. H. Wilson) W. T. Wang* [*Clematis argentilucida* (Lévl. et Vant.) W. T. wang]

92. 单叶铁线莲　*Clematis henryi* Oliv.

93. 棉团铁线莲　*Clematis hexapetala* Pall.

94. 黄花铁线莲　*Clematis intricata* Bunge

95. 丝铁线莲*（甘木通）　*Clematis loureiriana* DC. * (*Clematis filamentosa* Dunn)

96. 毛柱铁线莲（南铁线莲）　*Clematis meyeniana* Walp.

97. 绣球藤*（四季牡丹）　*Clematis montana* Buch.-Ham. ex DC.

98. 东方铁线莲　*Clematis orientalis* Linn.

99. 钝萼铁线莲　*Clematis peterae* Hand.-Mazz.

100. 扬子铁线莲　*Clematis puberula* Hook. f. et Thomson var. *ganpiniana* (H. Lévl. et Vaniot) W. T. Wang*[*Clematis ganpiniana* (Lévl. et Vant.) Tamura]

101. 甘青铁线莲*（唐古特铁线莲）　*Clematis tangutica* (Maxim.) Korsh.

102. 辣蓼铁线莲*（东北铁线莲）　*Clematis terniflora* DC. var. *mandshurica* (Rupr.) Ohwi * (*Clematis manshurica* Rupr.)

103. 侧金盏花*（冰凉花）　*Adonis amurensis* Regel et Radde

104. 鸟足毛茛*（高原毛茛）　*Ranunculus brotherusii* Freyn

105. 毛茛　*Ranunculus japonicus* Thunb.

106. 棉毛茛*（绢毛毛茛）　*Ranunculus membranaceus* Royle* (*Ranunculus pulchellus* C. A. Mey. var. *sericens* Hook. f. et Thoms.)

107. 扬子毛茛　*Ranunculus sieboldii* Miq.

108. 毛果毛茛*（高原毛茛）　*Ranunculus tanguticus* var. *dasycarpus* (Maxim.) L. Liou (*Ranunculus brotherusii* var. *tanguticus* Tamura)

109. 小毛茛　*Ranunculus ternatus* Thunb.

110. 白毛茛　*Hydrastis canadensis* Linné

二八、木通科 Lardizabalaceae

1. 木通（五叶木通）　*Akebia quinata* (Houtt.) Decne.

2. 三叶木通　*Akebia trifoliata* (Thunb.) Koidz.

3. 白木通　*Akebia trifoliata* (Thunb.) Koidz. subsp. *australis* (Diels) T. Shimizu [*Akebia trifoliata* (Thunb.) Koidz. var. *australis* (Diels) Rehd.]

4. 西南野木瓜 *（短药野木瓜、黄蜡果）　*Stauntonia cavalerieana* Gagnep. *（*Stauntonia brachyanthera* Hand.-Mazz.）

5. 野木瓜　*Stauntonia chinensis* DC.

6. 倒卵叶野木瓜 *（钝药野木瓜）　*Stauntonia obovata* Hemsl. *（*Stauntonia leucantha* Diels ex Y. C. Wu）

7. 五指那藤　*Stauntonia obovatifoliola* Hayata subsp. *intermedia* (Y. C. Wu) T. Chen

8. 尾叶那藤　*Stauntonia obovatifoliola* Hayata subsp. *urophylla* (Hand.-Mazz.) H. N. Qin* [*Stauntonia hexaphylla* (Thunb.) Decne. f. *urophylla* (Hand.-Mazz.) Wu]

9. 大血藤　*Sargentodoxa cuneata* (Oliv.) Rehd. et Wils.

二九、小檗科 Berberidaceae

1. 南天竹　*Nandina domestica* Thunb.

2. 堆花小檗　*Berberis agaregata* Schneid.

3. 黄芦木 （大叶小檗、小檗）　*Berberis amurensis* Rupr.

4. 贵州小檗　*Berberis cavaleriei* Lévl.

5. 秦岭小檗　*Berberis circumserrata* (Schneid.) Schneid.

6. 直穗小檗　*Berberis dasystachya* Maxim.

7. 壮刺小檗　*Berberis deinacantha* Schneid.

8. 鲜黄小檗　*Berberis diaphana* Maxim.

9. 首阳小檗　*Berberis dielsiana* Fedde

10. 异果小檗 *（黑果小檗）　*Berberis heteropoda* Schrenk.

11. 豪猪刺　*Berberis julianae* C. K. Schneider

12. 甘肃小檗　*Berberis kansuensis* Schneid.

13. 天台小檗 *（长柱小檗）　*Berberis lempergiana* Ahrendt

14. 红果小檗　*Berberis nummularia* Bge.

15. 细叶小檗　*Berberis poiretii* Schneid.

16. 刺黄花　*Berberis polyantha* Hemsl.

17. 假豪猪刺 （蠔猪刺、拟蚝猪刺、拟豪猪刺、拟獴猪刺、猫刺小檗）　*Berberis soulieana* Schneid.

18. 匙叶小檗　*Berberis vernae* Schneid.

19. 庐山小檗　*Berberis virgetorum* Schneid.

20. 小檗　*Berberis vulgaris* Linn.

21. 金花小檗 （小黄连刺）　*Berberis wilsonae* Hemsl.

22. 古宗金花小檗　*Berberis wilsonae* Hemsl. var. *guhtzunica* (Ahrendt) Ahrendt

23. 阔叶十大功劳　*Mahonia bealei* (Fort.) Carr.

24. 小果十大功劳　*Mahonia bodinieri* Gagnep.

25. 长柱十大功劳　*Mahonia duclouxiana* Gagnep.

26. 宽苞十大功劳　*Mahonia eurybracteata* Fedde

27. 安坪十大功劳*（安平十大功劳）　*Mahonia eurybracteata* Fedde subsp. *ganpinensis* (Lévl.) Ying et Burff.* [*Mahonia ganpinensie* (Lévl.) Fedde]

28. 十大功劳（细叶十大功劳）　*Mahonia fortunei* (Lindl.) Fedde

29. 台湾十大功劳*（华南十大功劳）　*Mahonia japonica* (Thunb.) DC.

30. 桃儿七*（鬼臼、藏鬼臼和西藏鬼臼）　*Sinopodophyllum hexandrum* (Royle) Ying* [*Podophyllum emodi* Wall ex Royle；*Podophyllum emodi* Wall. var. *chinensis* Sprague；*Sinopodophyllum emodi* (Wall. ex Royle) Ying]

31. 六角莲　*Dysosma pleiantha* (Hance) Woods.

32. 川八角莲　*Dysosma veitchii* (Hemsl. et Wils) Fu ex Ying* [*Dysosma delavayi* (Franch.) Fu]

33. 八角莲　*Dysosma versipellis* (Hance) M. Cheng ex Ying

34. 南方山荷叶　*Diphylleia sinensis* H. L. Li

35. 粗毛淫羊藿　*Epimedium acuminatum* Franch.

36. 淫羊藿*（心叶淫羊藿）　*Epimedium brevicornu* Maxim.*

37. 朝鲜淫羊藿　*Epimedium koreanum* Nakai (*Epimedium grandiflorum* Morr.)

38. 黔岭淫羊藿　*Epimedium leptorrhizum* Stearn

39. 天平山淫羊藿　*Epimedium myrianthum* Stearn

40. 柔毛淫羊藿*（毡毛淫羊藿）　*Epimedium pubescens* Maxim.* (*Epimedium coactum* H. R. Liang et W. M. Yan)

41. 三枝九叶草*（箭叶淫羊藿）　*Epimedium sagittatum* (Sieb. et Zucc.) Maxim.

42. 光叶淫羊藿　*Epimedium sagittatum* (Sieb. et Zucc.) Maxim. var. *glabratum* Ying

43. 巫山淫羊藿　*Epimedium wushanense* T. S. Ying

44. 红毛七*（类叶牡丹）　*Caulophyllum robustum* Maxim.* [*Leontice robustum* (Maxim.) Diels]

45. 普达菲伦　*Podophyllum peltatum* Linn.

三〇、防己科 Menispermaceae

1. 古山龙　*Arcangelisia gusanlung* H. S. Lo* [*Arcangelisia loureiri* (Pierre) Diels]

2. 天仙藤　*Fibraurea recisa* Pierre

3. 黄藤　*Fibraurea tinctoria* Lour.

4. 心叶宽筋藤　*Tinospora cordifolia* (Willd) Miers

5. 波叶青牛胆*（绿包藤）　*Tinospora crispa* (Linn.) Hook. f. et Thoms

6. 青牛胆*（金果榄）　*Tinospora sagittata* (Oliv.) Gagnep.* (*Tinospora capillipes* Gagn.)

7. 中华青牛胆*（宽筋藤）　*Tinospora sinensis* (Lour.) Merr.

8. 秤钩风（中华称钩风）　*Diploclisia affinis* (Oliv.) Diels (*Diploclisia chinensis* Merr.)

9. 木防己　*Cocculus orbiculatus* (Linn.) DC.

10. 风龙*（青藤、毛青藤）　*Sinomenium acutum* (Thunb.) Rehd. et Wils.[*Sinomenium acutum* (Thunb.) Rehd. et Wils. var. *cinereum* Rehd. et Wils.]

11. 蝙蝠葛　*Menispermum dauricum* DC.

12. 金线吊乌龟*（头花千金藤）　*Stephania cepharantha* Hayata

13. 一文钱　*Stephania delavayi* Diels

14. 荷包地不容　*Stephania dicentrinifera* H.S.Lo et M. Yang

15. 血散薯　*Stephania dielsiana* Y.C.Wu

16. 海南地不容　*Stephania hainanensis* Lo et Y. Tsoong

17. 地不容*（山乌龟）　*Stephania epigaea* H. S. Lo

18. 千金藤　*Stephania japonica* (Thunb.) Miers.

19. 桂南地不容（广西地不容）　*Stephania kuinanensis* H. S. Lo et M. Yang

20. 粪箕笃　*Stephania longa* Lour.

21. 小花地不容　*Stephania micrantha* H. S. Lo et M. Yang

22. 汝兰　*Stephania sinica* Diels

23. 粉防己*（防己）　*Stephania tetrandra* S. Moore

24. 黄叶地不容　*Stephania viridiflavens* H.S.Lo et M. Yang

25. 锡生藤（亚乎鲁、亚乎奴）　*Cissampelos pareira* Linn.

26. 锡生藤（变种）　*Cissampelos pareira* Linn. var. *hirsuta* (Buch. ex DC.) Forman

27. 粉叶轮环藤　*Cyclea hypoglauca* (Schauer) Diels

28. 轮环藤　*Cyclea racemosa* Oliv.

29. 印度防己　*Anamirta cocculus* (Linné) Wight. et Arnott

30. 非洲防己　*Jateorhiza columba* Miers

三一、木兰科 Magnoliaceae

1. 桂南木莲　*Manglietia conifera* Dandy* (*Manglietia chingii* Dandy)

2. 木莲　*Manglietia fordiana* Oliv.

3. 乳源木莲　*Manglietia yuyunensis* Law

4. 望春玉兰*（望春花）　*Magnolia biloba* (Rehd. et Wils.) Cheng* (*Magnolia biondii* Pamp.)

5. 滇藏木兰　*Magnolia campbellii* Hook. f. et Thoms.

6. 白兰　*Michelia alba* DC.

7. 香子含笑　*Michelia gioi* (A. Chev.) Sima et Hong Yǔ

8. 麻罕　*Michelia mahan* C. Y. Wu

9. 厚朴（凹叶厚朴）　*Houpoea officinalis* (Rehder et E. H. Wilson) N. H. Xia et C. Y. Wu* [*Magnolia officinalis* Rehd. et Wils. var. *biloba* Rehd. et Wils.；*Magnolia biloba* (Rehd. et Wils.) Cheng]

10. 长喙厚朴*（大叶木兰）　*Houpoea rostrata* (W. W. Sm.) N. H. Xia et C. Y. Wu* (*Magnolia rostrata* W. W. Smith)

11. 山玉兰　*Lirianthe delavayi* (Franch.) N. H. Xia et C. Y. Wu* (*Magnolia delavayi* Franch.)

12. 西康玉兰（威氏木兰）　*Oyama wilsonii* (Finet et Gagnep.) N. H. Xia et C. Y. Wu* (*Magnolia wilsonii* Rehd.)

13. 玉兰　*Yulania denudata* (Desr.) D. L. Fu* (*Magnolia denudata* Desr.)

14. 紫玉兰*（木兰）　*Yulania liliiflora* (Desr.) D. C. Fu* (*Magnolia liliflora* Desr.)

15. 凹叶木兰　*Yulania sargentiana* (Rehder et E. H. Wilson) D. L. Fu* (*Magnolia sargentiana* Rehd. et Wils.)

16. 武当玉兰*（湖北木兰）　*Yulania sprengeri* (Pamp.) D. L. Fu* (*Magnolia sprengeri* Pamp.)

三二、八角科 Illiciaceae

1. 地枫皮*（地枫）　*Illicium difengpi* B. N. Chamg et al.

2. 红茴香　*Illicium henryi* Diels

3. 红毒茴（莽草、狭叶茴香）　*Illicium lanceolatum* A.C. Smith

4. 八角（八角茴香）　*Illicium verum* Hook. f.

三三、五味子科 Schisandracea.

1. 黑老虎（原叶五味子、冷饭团、厚叶五味子）　*Kadsura coccinea* (Lem.) A. C. Smith

2. 异型南五味子（鸡血藤、内南五味子、中间南五味子） *Kadsura heteroclita* (Roxb.) Craib* (*Kadsura interior* A. C. Smith)

3. 南五味子（长梗南五味子、盘柱南五味子） *Kadsura longipedunculata* Finet et Gagnep.

4. 冷饭藤 *Kadsura oblongifolia* Merr.

5. 绿叶五味子 *Schisandra arisanensis* Hayata subsp. *viridis* (A. C. Sm.) R. M. K. Saunders* (*Schisandra viridis* A. C. Smith)

6. 五味子（北五味子） *Schisandra chinensis* (Turcz.) Baill.

7. 翼梗五味子 *Schisandra henryi* Clarke.

8. 东南五味子 *Schisandra henryi* C.B.Clarke subsp. *marginalis* (A.C.Smith) R.M.K.Saund.

9. 滇五味子*（云南五味子） *Schisandra henryi* subsp. *yunnanensis* (A. C. Smith) R. M. K. Saunders* (*Schisandra henryi* C. B. Clarke var. *yunnanensis* A. C. Smith)

10. 合蕊五味子*（满山香） *Schisandra propinqua* (Wall.) Baill.* [*Schisandra propinqua* (Wall.) Baill. var. *intermedia* A. C. Smith]

11. 铁箍散 *Schisandra propinqua* (Wall.) Baill. subsp. *sinensis* (Oliv.) R. M. K. Saunders* [*Schisandra propinqua* (Wall.) Baill. var. *sinensis* Oliv.]

12. 毛叶五味子*（柔毛五味子） *Schisandra pubescens* Hemsl. et Wils.

13. 红花五味子 *Schisandra rubriflora* (Franch.) Rehd. et Wils.

14. 华中五味子 *Schisandra sphenanthera* Rehd. et Wils.

三四、蜡梅科 Calycanthaceae

1. 山蜡梅 *Chimonanthus nitens* Oliv.

2. 蜡梅（素心蜡梅、磬口蜡梅、红心腊梅） *Chimonanthus praecox* (Linn.) Link [*Chimonanthus praecox* (Linn.) Link var. *concolor* Makino；*Chimonanthus praecox* (Linn.) Link var. *grandiflorus* (Lindl.) Makino]

3. 狗爪腊梅 *Chimonanthus praecox* (Linn.) Link var. *typicus* Makino

4. 柳叶蜡梅 *Chimonanthus salicifolius* S. Y. Hu

5. 浙江蜡梅 *Chimonanthus zhejiangensis* M. C. Liu

三五、番荔枝科 Annonaceae

1. 假鹰爪 *Desmos chinensis* Lour.

2. 瓜馥木　*Fissistigma oldhamii* (Hemsl.) Merr.

3. 黑风藤*（多花瓜馥木）　*Fissistigma polyanthum* (Hook. f. et Thoms.) Merr.

4. 番荔枝　*Annona squamosa* Linn.

三六、肉豆蔻科 Myristicaceae

肉豆蔻　*Myristica fragrans* Houtt.

三七、樟科 Lauraceae

1. 绒毛润楠*（香胶木）　*Machilus velutina* Champ. ex Benth.

2. 毛桂　*Cinnamomum appelianum* Schewe

3. 华南桂*（秦氏桂）　*Cinnamomum austrosinense* H. T. Chang (*Cinnamomum chingii* Metcalf)

4. 阴香（梅片树）　*Cinnamomum burmannii* (Nees et T. Nees) Blume

5. 樟（樟树）　*Cinnamomum camphora* (Linn.) Presl

6. 肉桂（桂树、菌桂）　*Cinnamomum cassia* Bl.

7. 坚叶樟　*Cinnamomum chartophyllum* H. W. Li

8. 云南樟　*Cinnamomum glanduliferum* (Wall.) Nees

9. 天竺桂　*Cinnamomum japonicum* Sieb.

10. 油樟　*Cinnamomum longepaniculatum* (Gamble) N. Chao ex H. W. Li

11. 越南肉桂　*Cinnamomum loureiri* Nees

12. 银叶桂　*Cinnamomum mairei* Lévl.

13. 米槁　*Cinnamomum migao* H. W. Li

14. 黄樟　*Cinnamomum parthenoxylon* (Jack.) Meisner*[*Cinnamomum parthenoxylun* (Jack.) Nees]

15. 少花桂　*Cinnamomum pauciflorum* Nees

16. 阔叶樟　*Cinnamomum platyphyllum* (Diels) Allen

17. 香桂　*Cinnamomum subavenium* Miq.

18. 柴桂　*Cinnamomum tamala* (Ham.) Nees et Eberm.

19. 锡兰肉桂*（斯里兰卡肉桂）　*Cinnamomum verum* Presl* (*Cinnamomum zeylanicum* Bl.)

20. 川桂　*Cinnamomum wilsonii* Gamble

21. 山鸡椒　*Litsea cubeba* (Lour.) Pers.

22. 毛叶木姜子（清香木姜子）　*Litsea mollis* Hemsl. (*Litsea euosma* W. W. Smith)

23. 杨叶木姜子　*Litsea populifolia* (Hemsl.) Gamble.

24. 木姜子　*Litsea pungens* Hemsl.

25. 豺皮樟　*Litsea rotundifolia* Hemsl. var. *oblongifolia* (Nees) Allen[*Actinodaphne chinensis* (Bl.) Nees]

26. 轮叶木姜子　*Litsea verticillata* Hance.

27. 乌药　*Lindera aggregata* (Sims) Kosterm. (*Daphnidium strychnifolium* Sieb. et Zucc.)

28. 香叶树*（香果树）　*Lindera communis* Hemsl.

29. 香叶子　*Lindera fragrans* Oliv.

30. 山胡椒　*Lindera glauca* (Sieb. et Zucc.) Bl.

31. 黑壳楠　*Lindera megaphylla* Hemsl.

32. 山橿（山蒟）　*Lindera reflexa* Hemsl.

33. 月桂　*Laurus nobilis* Linn.

34. 无根藤　*Cassytha filiformis* Linn.

35. 香面叶　*Iteadaphne caudata* (Nees) H. W. Li* [*Lindera caudate* (Nees) Hook. f.]

三八、莲叶桐科 Hernandiaceae

1. 香青藤　*Illigera aromatica* S. Z. Huang et S. L. Mo

2. 红花青藤　*Illigera rhodantha* Hance

三九、罂粟科 Papaveraceae

1. 多刺绿绒蒿　*Meconopsis horridula* Hook. f. et Thoms.

2. 全缘叶绿绒蒿*（全缘绿绒蒿）　*Meconopsis integrifolia* (Maxim.) French.

3. 长叶绿绒蒿　*Meconopsis lancifolia* (Franch.) Franch.ex Prain

4. 红花绿绒蒿　*Meconopsis punicea* Maxim.

5. 五脉组绒蒿*（五脉绿绒蒿）　*Meconopsis quintuplinervia* Regel

6. 总状绿绒蒿*（红毛阳参）　*Meconopsis racemosa* Maxim. [*Meconopsis horridula* Hook. f. et Thoms. var. *racemosa* (Maxim.) Prain.]

7. 野罂粟*（山罂粟）　*Papaver nudicaule* Linn.[*Papaver nudicaule* Linn.subsp. *rubro-aurantiacum* (DC.) Fedde var. *chinense* (Regel) Fedde]

8. 罂粟　*Papaver somniferum* Linn.

9. 白花罂粟　*Papaver somniferum* Linné var. *album* D.

10. 秃疮花　*Dicranostigma leptopodum* (Maxim.) Fedde

11. 金罂粟*（人血草）　*Stylophorum lasiocarpum* (Oliv.) Fedde

12. 荷青花　*Hylomecon japonica* (Thunb.) Prantl et Kundig.

13. 白屈菜　*Chelidonium majus* Linn.

14. 博落回　*Macleaya cordata* (Willd.) R. Br.

15. 角茴香　*Hypecoum erectum* Linn.

16. 细果角茴香*（节裂角茴香）　*Hypecoum leptocarpum* Hook. f. et Thoms.

17. 紫金龙　*Dactylicapnos scandens* (D. Don) Hutch.

18. 少花延胡索　*Corydalis alpestris* C. A. Mey

19. 东北延胡索　*Corydalis ambigua* Cham et Schlecht. var. *amurensis* Maxim.

20. 地丁草（布氏紫堇、紫堇）　*Corydalis bungeana* Turcz.

21. 皱波黄堇　*Corydalis crispa* Prain

22. 迭裂黄堇　*Corydalis dasyptera* Maxim.

23. 夏天无*（伏生紫堇）　*Corydalis decumbens* (Thunb.) Pers.

24. 新疆元胡（粉绿延胡索）　*Corydalis glaucescens* Regel

25. 尼泊尔黄堇*（矮紫堇）　*Corydalis hendersonii* Hemsl. (*Corydalis nepalensis* Kitamula)

26. 土元胡　*Corydalis humosa* Migo.

27. 赛北紫堇*（塞北紫堇）　*Corydalis impatiens* (pall.) Fisch.

28. 尖突黄堇（扁柄黄堇）　*Corydalis mucionifera* Maxim.

29. 石生黄堇　*Corydalis saxicola* Bunting

30. 粗糙黄堇　*Corydalis scaberula* Maxim.

31. 直茎黄堇（直立紫堇）　*Corydalis stricta* Steph. ex Fisch

32. 齿瓣延胡索　*Corydalis turtschaninovii* Bess. (*Corydalis remota* Fisch. ex Maxim.)

33. 齿苞黄堇　*Corydalis wuzhengyiana* Z. Y. Su et Liden* (*Corydalis denticulato-bracteata* Fedde)

34. 延胡索　*Corydalis yanhusuo* W. T. Wang ex Z. Y. Su et C. Y. Wu* (*Corydalis bulbosa* DC.；*Corydalis turtschaninovii* Bess. f. *yanhusu* Y. H. Chou et C. C. Hsü)

四〇、白花菜科 Capparidaceae

1. 独行千里*（膜叶槌果藤）　*Capparis acutifolia* Sweet (*Capparis membranacea*

Gardn. et Champ.)

2. 野香橼花 *（槌果藤）　*Capparis bodinieri* Lévl.

3. 马槟榔　*Capparis masaikai* Lévl.

4. 刺山柑　*Capparis spinosa* Linn.

5. 白花菜　*Gynandropsis gynandra* (Linn.) Briq* (*Cleome gynandra* Linn.)

四一、十字花科 Cruciferae

1. 芥菜（芥、苦菜）　*Brassica juncea* (Linn.) Czern. et Coss.*[*Brassica integrifolia* (West) O. E. Schulz ex Urb.; *Brassica cernua* auct. non Forbes et Hemsley]

2. 欧洲油菜　*Brassica napus* Linn.

3. 黑芥（芥蓝菜）　*Brassica nigra* (Linn.) Koch.

4. 芜菁（蔓菁）　*Brassica rapa* Linn.

5. 芸薹（油菜）　*Brassica rapa* Linn. var. *oleifera* DC.* (*Brassica campestris* Linn.; *Brassica campestris* Linn. var. *oleifera* DC.)

6. 白芥　*Sinapis alba* Linn.

7. 芝麻菜　*Eruca vesicaria* (Linn.) Cavanilles subsp. *sativa* (Mill.) Thell.* (*Eruca sativa* Mill)

8. 绵果芝麻菜　*Eruca sativa* Gars. var. *eriocarpa* (Boiss.) Post.

9. 萝卜　*Raphanus sativus* Linn.

10. 莱菔　*Raphanus sativus* Linn. var. *hortersis* Backer

11. 独行菜　*Lepidium apetalum* Willd.

12. 阔叶独行菜　*Lepidium latifolium* Linn.

13. 家独行菜　*Lepidium sativum* Linn.

14. 欧洲菘蓝 *（菘蓝、草大青）　*Isatis tinctoria* Linn. * (*Isatis indigotica* Fort.)

15. 沙芥　*Pugionium cornutum* (Linn.) Gaertn

16. 斧翅沙芥 *（宽翅沙芥）　*Pugionium dolabratum* Maxim.

17. 菥蓂　*Thlaspi arvense* Linn.

18. 荠菜（荠）　*Capsella bursa -pastoris* (Linn.) Medic.

19. 弯曲碎米荠　*Cardamine flexuosa* With.

20. 单花芥（无茎芥）　*Pegaeophyton scapiflorum* (Hook. f. et Thoms.) Marq. et Shaw

21. 无瓣蔊菜　*Rorippa dubia* (Pers.) Hara

22. 蔊菜　*Rorippa indica* (Linn.) Hiern

23. 宽果丛菔　*Solms-Laubachia eurycarpa* (Maxim.) Botsch.

24. 山柳叶糖芥　*Erysimum hieracifolium* Linn.

25. 垂果大蒜芥　*Sisymbrium heteromallum* C. A. Mey.

26. 播娘蒿　*Descurainia sophia* (Linn.) Webb. ex Prantl

27. 蚓果芥　*Neotorularia humilis* (C. A. Mey.) Hedge et J. Leonard* [*Torularia humilis* (C. A. Mey) O. E. Schulz]

四二、 猪笼草科 Nepenthaceae

猪笼草　*Nepenthes mirabilis* (Lour.) Merr.

四三、茅膏菜科 Droseraceae

1. 锦地罗　*Drosera burmanni* Vahl

2. 盾叶茅膏菜 (茅膏菜)　*Drosera peltata* Smith var. *lunata* (Buch.-Ham.) C. B. Clarke* (*Drosera peltata* Smith var. *multisepala* Y. Z. Ruan)

四四、景天科 Crassulaceae

1. 瓦松　*Orostachys fimbriatus* (Turcz.) Berg.

2. 晚红瓦松　*Orostachys spinosa* (Linn.) Sweet* [*Orostachys erubescens* (Maxim.) Ohwi]

3. 狭叶垂盆草　*Sedum angustifolium* Z. B. Hu et X. L. Huang

4. 凹叶景天　*Sedum emarginatum* Migo

5. 佛甲草　*Sedum lineare* Thunb.

6. 垂盆草　*Sedum sarmentosum* Bunge

7. 大花红景天　*Rhodiola crenulata* (Hook. f. et Thoms.) H. Ohba

8. 小丛红景天　*Rhodiola dumulosa* (Franch.) S. H. Fu

9. 狭叶红景天 (大株红景天)　*Rhodiola kirilowii* (Regel) Maxim.

10. 四裂红景天　*Rhodiola quadrifida* (Pall.) Fisch. et. Mey.

11. 红景天 * (蔷薇红景天)　*Rhodiola rosea* Linn.

12. 库页红景天　*Rhodiola sachalinensis* A. Bor.

13. 圣地红景天　*Rhodiola sacra* (Prain ex Hamet) S. H. Fu

14. 唐古红景天 * (唐古特红景天)　*Rhodiola tangutica* (Maxim.) S. H. Fu* [*Rhodiola algida* (Ledeb.) Fisch. et Mey. var. *tangutica* (Maxim.) S. H. Fu]

15. 云南红景天*（菱叶红景天）　*Rhodiola yunnanensis* (Franch.) S. H. Fu*［Rhodiola henryi* (Diels) S. H. Fu］

16. 费菜（景天三七）　*Phedimus aizoon* (Linn.)'t Hart

17. 堪察加费菜　*Phedimus kamtschaticus* (Fischer)'t Hart

四五、虎耳草科 Saxifragaceae

1. 扯根菜　*Penthorum chinense* Pursh

2. 七叶鬼灯檠（鬼灯檠、老蛇盘、枇杷莲）　*Rodgersia aesculifolia* Batalin

3. 羽叶鬼灯檠（岩陀、羽叶岩陀）　*Rodgersia pinnata* Franch.

4. 西南鬼灯檠（九月岩陀、岩陀、鬼灯檠）　*Rodgersia sambucifolia* Hemsl.

5. 落新妇　*Astilbe chinensis* (Maxim.) Franch. et Savat.

6. 大落新妇　*Astilbe grandis* Stapf ex Wils.

7. 厚叶岩白菜　*Bergenia crassifolia* (Linn.) Fritsch.

8. 岩白菜（云南岩白菜）　*Bergenia purpurascens* (Hook. f. et Thoms.) Engl. ［*Bergenia purpurascens* (Hook. f. et Thoms.) Engl. var. *delavayi* (Franch.) Engl. et Irm.］

9. 橙黄虎耳草（聚叶虎耳草）　*Saxifraga aurantiaca* Franch.* (*Saxifraga confertifolia* Engl. et Irmsch.)

10. 灯架虎耳草　*Saxifraga candelabrum* Franch.

11. 山羊臭虎耳草　*Saxifraga hirculus* Linn.

12. 西南虎耳草　*Saxifraga signata* Engl. et Irnsch.

13. 虎耳草　*Saxifraga stolonifera* Curt.

14. 唐古特虎耳草　*Saxifraga tangutica* Engl.

15. 小伞虎耳草（伞梗虎耳草）　*Saxifraga umbellulata* Hook. f. et Thoms.

16. 箆齿虎耳草*（伞梗虎耳草）　*Saxifraga umbellulata* var. *pectinata* (Marquand et Airy-Shaw) J. T. Pan* (*Saxifraga pasumensis* Marq. et Shaw)

17. 肾叶金腰*（肾叶金腰子）　*Chrysosplenium griffithii* Hook. f. et Thoms.

18. 山溪金腰子　*Chrysosplenium nepalense* D. Don.

19. 裸茎金腰*（裸茎金腰子）　*Chrysosplenium nudicaule* Bge.

20. 细叉梅花草　*Parnassia oreophila* Hance

21. 梅花草　*Parnassia palustris* Linn.

22. 常山（黄常山）　*Dichroa febrifuga* Lour.

23. 钻地风　*Schizophragma integrifolium* Oliv.

24. 中国绣球（伞形绣球）　*Hydrangea chinensis* Maxim.* (*Hydrangea umbellata*

Rehd.)

25. 西南绣球 *（云南绣球） *Hydrangea davidii* Franch.* (*Hydrangea yunnanensis* Rehd.)
26. 蜡莲绣球（腊莲绣球） *Hydrangea strigosa* Rehd.
27. 黑茶藨子 *（黑穗醋栗、黑果茶藨） *Ribes nigrum* Linn.

四六、海桐花科 Pittosporaceae

1. 短萼海桐 *Pittosporum brevicalyx* (Oliv.) Gagnep.
2. 皱叶海桐 *Pittosporum crispulum* Gagnep.
3. 光叶海桐 *Pittosporum glabratum* Lindl.
4. 狭叶海桐 *Pittosporum glabratum* Lindl. var. *neriifolium* Rehd. et Wils.
5. 海金子（莽草海桐） *Pittosporum illicioides* Makino
6. 少花海桐 *Pittosporum pauciflorum* Hook. et Arn.

四七、金缕梅科 Hamamelidaceae

1. 大果马蹄荷 *Exbucklandia tonkinensis* (Lecomte.) Steenis
2. 枫香树（枫香、枫树） *Liquidambar formosana* Hance
3. 苏合香树 *Liquidambar orientalis* Mill.
4. 半枫荷（金缕半枫荷） *Semiliquidambar cathayensis* Chang
5. 檵木 *Loropetalum chinense* (R. Br.) Oliver

四八、杜仲科 Eucommiaceae

杜仲 *Eucommia ulmoides* Oliv.

四九、蔷薇科 Rosaceae

1. 高山绣线菊 *Spiraea alpina* Pall.
2. 粉花绣线菊 *Spiraea japonica* Linn. f.
3. 光叶粉花绣线菊 *（光叶绣线菊） *Spiraea japonica* Linn. f. var. *fortunei* (Planchon) Rehd.
4. 珍珠梅 *Sorbaria sorbifolia* (Linn.) A. Br.
5. 窄叶火棘 *Pyracantha angustifolia* (Franch.) Schneid.

6. 野山楂　*Crataegus cuneata* Sieb. et Zucc.

7. 湖北山楂　*Crataegus hupehensis* Sarg.

8. 甘肃山楂 *（平凉山楂）　Crataegus kansuensis* Wils.

9. 山楂　*Crataegus pinnatifida* Bge.

10. 山里红　*Crataegus pinnatifida* Bge. var. *major* N. E. Br.

11. 云南山楂　*Crataegus scabrifolia* (Franch.) Rehd.

12. 陕西山楂（平凉山楂）　*Crataegus shensiensis* Pojark.

13. 华中山楂　*Crataegus wilsonii* Sarg.

14. 石楠（石南）　*Photinia serratifolia* (Desf.) Kalkman* (*Photinia serrulata* Lindl.)

15. 枇杷　*Eriobotrya japonica* (Thunb.) Lindl.

16. 花楸树　*Sorbus pohuashanensis* (Hance) Hedl.

17. 天山花楸　*Sorbus tianschanica* Rupr.

18. 榅桲　*Cydonia oblonga* Mill.

19. 云南移核　*Docynia delavayi* (Franch.) Schneid.

20. 毛叶木瓜　*Chaenomeles cathayensis* (Hemsl.) Schneid.

21. 木瓜（榠楂、楂）　*Chaenomeles sinensis* (Thouin) Koehne

22. 皱皮木瓜（贴梗海棠）　*Chaenomeles speciosa* (Sweet) Nakai［*Chaenomeles lagenaria* (Loisel.) Koidz.］

23. 白梨　*Pyrus bretschneideri* Rehd.

24. 沙梨　*Pyrus pyrifolia* (Burm. f.) Nakai

25. 秋子梨（盖梨花）　*Pyrus ussuriensis* Maxim.

26. 台湾林檎　*Malus doumeri* (Bois) Chev.

27. 湖北海棠　*Malus hupehensis* (Pamp.) Rehd.

28. 光萼林檎　*Malus leiocalyca* S. Z. Huang

29. 苹果　*Malus pumila* Mill.

30. 三叶海棠　*Malus sieboldii* (Regel) Rehder

31. 变叶海棠　*Malus toringoides* (Rehd.) Hughes.

32. 花叶海棠　*Malus transitoria* (Batal.) Schneid.

33. 棣棠花（棣棠）　*Kerria japonica* (Linn.) DC.

34. 重瓣棣棠花 *（重瓣棣棠）　Kerria japonica* (Linn.) DC. f. *pleniflora* (Witte) Rehd.

35. 粉枝莓　*Rubus biflorus* Buch.-Ham. ex Smith

36. 掌叶复盆子 *（掌叶覆盆子、华东复盆子、华东覆盆子）　Rubus chingii* Hu

37. 甜茶 * (甜叶悬钩子) *Rubus chingii* Hu var. *suavissimus* (S. Lee) L. T. Lu (*Rubus suavissimus* S. Lee)

38. 山莓 *Rubus corchorifolius* Linn. f.

39. 牛叠肚 * (蓬蘽悬钩子) *Rubus crataegifolius* Bge.

40. 三叶悬钩子 *Rubus delavayi* Franch.

41. 栽秧泡 (黄锁莓) *Rubus ellipticus* Smith var. *obcordatus* (Franch.) Focke (*Rubus obcordatus* Franch.)

42. 桉叶悬钩子 *Rubus eucalyptus* Focke

43. 宜昌悬钩子 *Rubus ichangensis* Hemsl. et Ktze.

44. 复盆子 * (绒毛悬钩子) *Rubus idaeus* Linn.

45. 灰毛泡 *Rubus irenaeus* Focke

46. 青海悬钩子 *Rubus kokoricus* Hao.

47. 茅莓 *Rubus parvifolius* Linn.

48. 多腺悬钩子 *Rubus phoenicolasius* Maxim.

49. 菰帽悬钩子 *Rubus pileatus* Focke

50. 大乌泡 *Rubus pluribracteatus* L. T. Lu et Boufford* (*Rubus multibracteatus* Lévl. et Vant.)

51. 深裂锈毛莓 *Rubus reflexus* Ker. var. *lanceolobus* Metc.

52. 库页悬钩子 *Rubus sachalinensis* Lévl.

53. 石生悬钩子 *Rubus saxatilis* Linn.

54. 川莓 *Rubus setchuenensis* Bureau et Franch.

55. 路边青 (草本水杨梅、水杨梅) *Geum aleppicum* Jacq.

56. 柔毛路边青 (柔毛蓝布正、南水杨梅、蓝布正) *Geum japonicum* Thunb. var. *chinense* F. Bolle

57. 蕨麻 * (鹅绒萎陵菜) *Potentilla anserina* Linn.

58. 委陵菜 *Potentilla chinesis* Seri.

59. 翻白草 *Potentilla discolor* Bge.

60. 莓叶委陵菜 *Potentilla fragarioides* Linn.

61. 三叶委陵菜 *Potentilla freyniana* Bornm.

62. 蛇含委陵菜 * (蛇含) *Potentilla kleiniana* Wight. et Arn.

63. 西南委陵菜 (翻白叶) *Potentilla lineata* Trevir.* (*Potentilla fulgens* Wall. ex Hook.)

64. 黄毛草莓 * (草莓) *Fragaria nilgerrensis* Schlecht. ex Gay

65. 东方草莓 *Fragaria orientalis* Lozinsk.

66. 蛇莓　*Duchesnea indica* (Andr.) Focke

67. 月季花*（月季）　*Rosa chinensis* Jacq.

68. 小果蔷薇　*Rosa cymosa* Tratt (*Rosa microcapa* Lindley)

69. 突厥蔷薇　*Rosa damascena* Mill.

70. 山刺玫（刺玫蔷薇）　*Rosa davurica* Pall.

71. 金樱子　*Rosa laevigata* Michaux

72. 疏花蔷薇　*Rosa laxa* Retz.

73. 野蔷薇（多花蔷薇、蔷薇）　*Rosa multiflora* Thunb.

74. 粉团蔷薇　*Rosa multiflora* Thunb. var. *cathayensis* Rehd. et Wils.

75. 大花香水月季（固公果）　*Rosa odorata* (Andr.) Sweet var. *gigantea* (Crép.) Rehd. et Wils.

76. 峨眉蔷薇（峨嵋蔷薇）　*Rosa omeiensis* Rolfe

77. 缫丝花（刺梨）　*Rosa roxburghii* Tratt.

78. 单瓣缫丝花　*Rosa roxburghii* Tratt. f. *normalis* Rehd. et Wils.

79. 悬钩子蔷薇　*Rosa rubus* Lévl. et Vant.

80. 玫瑰（玫瑰花）　*Rosa rugosa* Thunb.

81. 绢毛蔷薇　*Rosa sericea* Lindl.

82. 扁刺蔷薇　*Rosa sweginzowii* Koehne

83. 龙芽草（龙牙草）　*Agrimonia pilosa* Ledeb.[*Agrimonia pilosa* Ledeb. var. *japonica* (Miq.) Nakai]

84. 黄龙尾（绒毛龙芽草）　*Agrimonia pilosa* Ldb. var. *nepalensis* (D. Don) Nakai* (*Agrimonia nepalensis* D. Don)

85. 马蹄黄　*Spenceria ramalana* Trimen

86. 地榆　*Sanguisorba officinalis* Linn.

87. 长叶地榆　*Sanguisorba officinalis* Linn. var. *longifolia* (Bert.) Yü et Li

88. 蕤核（小马茄子）　*Prinsepia uniflora* Batal.

89. 齿叶扁核木　*Prinsepia uniflora* Batal.var.*serrata* Rehd.

90. 扁核木　*Prinsepia utilis* Royle

91. 扁桃*（甜巴旦、巴丹杏）　*Amygdalus communis* Linn.

92. 苦味扁桃（苦巴旦、苦巴旦杏）　*Amygdalus communis* Linn. var. *amara* Linn.

93. 甜味扁桃　*Amygdalus communis* Linn. var. *durcis* Borkh.

94. 山桃　*Amygdalus davidiana* (Carrière) de Vos ex Henry*[*Prunus davidiana* (Carr.) Franch.]

95. 光核桃　*Amygdalus mira* (Koehne) Yü et Lu* (*Prunus mira* Koehne)

96. 长梗扁桃（长柄扁桃） *Amygdalus pedunculata* Pall.* (*Prunus pedunculata* Maxim.)

97. 桃（光核桃） *Amygdalus persica* Linn.* [*Prunus persica* (Linn.) Batsch]

98. 榆叶梅 *Amygdalus triloba* (Lindl.) Ricker* (*Prunus triloba* Lindley)

99. 梅（乌梅） *Armeniaca mume* Sieb.* [*Prunus mume* (Sieb.) Sieb. et Zucc.]

100. 山杏（西伯利亚杏） *Armeniaca sibirica* (Linn.) Lam*. (*Prunus sibirica* Linn.)

101. 杏（杏树） *Armeniaca vulgaris* Lam.* (*Prunus armeniaca* Linn.)

102. 野杏（杏树） *Armeniaca vulgaris* Lam. var. *ansu* (Maxim.) Yü et Lu* (*Prunus armeniaca* Linn. var. *ansu* Maxim.)

103. 欧洲李（洋李） *Prunus domestica* Linn.

104. 乌荆子李 *Prunus insititia* Linn.

105. 李 *Prunus salicina* Lindl. (*Prunus triflora* Roxb.)

106. 杏李 *Prunus simonii* Carr.

107. 中亚李 *Prunus sogdiana* Vass.

108. 黑刺李 *Prunus spinosa* Linn.

109. 截叶榆叶梅 *Prunus triloba* Lindl. var. *truncata* Komar.

110. 欧李 *Cerasus humilis* (Bge.) Sok.* (*Prunus humilis* Bge.)

111. 郁李 *Cerasus japonica* (Thunb.) Lois.* (*Prunus japonica* Thunb.)

112. 樱桃 *Cerasus pseudocerasus* (Lindl.) G. Don* (*Prunus pseudocerasus* Lindl.)

113. 毛樱桃 *Cerasus tomentosa* (Thunb.) Wall.* (*Prunus tomentosa* Thunb.)

五〇、豆科 Leguminosae

1. 榼藤（榼藤子） *Entada phaseoloides* (Linn.) Merr.

2. 儿茶 *Acacia catechu* (Linn. f.) Willd.

3. 阿拉伯胶树*（亚拉伯胶树、亚剌伯胶树） *Acacia senegal* (Linn.) Willd

4. 合欢 *Albizia julibrissin* Durazz.

5. 山槐*（山合欢） *Albizia kalkora* (Roxb.) Prain

6. 毛叶合欢 *Albizia mollis* (Wall.) Boiv.

7. 猴耳环 *Abarema clypearia* (Jack) Kosterm*[*Archidendron clypearia* (Jack) I. C. Nielsen；*Pithecellobium clypearia* Benth.]

8. 肥皂荚 *Gymnocladus chinensis* Baill.

9. 皂荚（猪牙皂、皂荚树） *Gleditsia sinensis* Lam. (*Gleditsia officinalis* Hemsl.)

10. 刺果苏木*（华南云实、大托叶云实） *Caesalpinia bonduc* (Linn.) Roxb. (*Caesalpinia crista* Linn.)

11. 云实 *Caesalpinia decapetala* (Roth) Alst.

12. 喙荚云实（南蛇簕） *Caesalpinia minax* Hance

13. 苏木 *Caesalpinia sappan* Linn.

14. 尖叶番泻 *Cassia acutifolia* Delile

15. 狭叶番泻（廷涅味力番泻叶） *Cassia angustifolia* Vahl

16. 腊肠树 *Cassia fistula* Linn.

17. 节果决明 *Cassia javanica* Linn.* (*Cassia nodosa* Roxb.)

18. 亚历山大里亚番泻叶 *Cassia senna* Linné

19. 紫荆皮（紫荆） *Cercis chinensis* Bunge

20. 龙须藤 *Bauhinia championii* (Benth.) Benth.

21. 粉叶羊蹄甲*（粉背羊蹄甲） *Bauhinia glauca* Wall. ex Benth.

22. 褐毛羊蹄甲 *Bauhinia ornata* Kurz var. *kerrii* (Gagnep.) K. Larsen et S.S. Larsen

23. 白花洋紫荆 *Bauhinia variegata* Linn. var. *candida* (Roxb.) Voigt

24. 中国无忧花*（中华无忧花） *Saraca dives* Pierre

25. 酸豆*（酸角） *Tamarindus indica* Linn.

26. 秃叶红豆（光叶花榈木） *Ormosia nuda* (How.) R. H. Chang et Q. W. Yao

27. 苦豆子（苦豆草） *Sophora alopecuroides* Linn.

28. 白刺花 *Sophora davidii* (Franch.) Skeels

29. 苦参 *Sophora flavescens* Ait.

30. 槐（槐树） *Sophora japonica* Linn.

31. 砂生槐 *Sophora moorcroftiana* (Benth.) Baker

32. 越南槐（广豆根、柔枝槐） *Sophora tonkinensis* Gapnep. (*Sophora subprostrata* Chun et T. Chen)

33. 多叶越南槐 *Sophora tonkinensis* Gagnep.var. *polyphylla* S. Z. Huang

34. 藤黄檀 *Dalbergia hancei* Benth.

35. 降香*（降香檀） *Dalbergia odorifera* T. Chen

36. 紫檀*（青龙木） *Pterocarpus indicus* Willd.

37. 花榈木 *Pterocarpus marsupium* Roxb.*

38. 广州相思子（鸡骨草） *Abrus cantoniensis* Hance

39. 毛相思子 *Abrus mollis* Hance

40. 相思子（相思藤） *Abrus precatorius* Linn.

41. 干花豆 *Fordia cauliflora* Hemsl.

42. 猪腰豆 *Afgekia filipes* (Dunn) R. Geesink*[*Whitfordiodendron filipes* (Dunn) Dunn]

43. 滇桂鸡血藤*（滇桂崖豆藤） *Callerya bonatiana* (Pamp.)P. K. Loc* (*Millettia bonatiana* Pamp.)

44. 灰毛鸡血藤*（香花崖豆藤） *Callerya cinerea* (Benth.) Schot* (*Callerya dielsiana* Harms；*Millettia dielsiana* Harms)

45. 丰城鸡血藤（丰城崖豆藤） *Callerya nitida* (Benth.) R. Geesink var. *hirsutissima* (Z. Wei) X. Y. Zhu (*Milletia nitida* Benth. var. *hirsutissima* Z. Wei)

46. 网络崖豆藤*（鸡血藤） *Callerya reticulata* (Benth.) Schot*(*Millettia reticulata* Benth.)

47. 美丽鸡血藤*（美丽崖豆藤、牛大力藤、美丽岩豆藤、牛大力） *Callerya speciosa* (Champ. ex Benth.)Schot* (*Millettia speciosa* Champ.)

48. 厚果崖豆藤*（厚果鸡血藤） *Millettia pachycarpa* Benth.

49. 疏叶崖豆*（疏叶崖豆藤） *Millettia pulchra* Kurz var. *laxior* (Dunn) Z. Wei

50. 水黄皮 *Pongamia pinnata*(Linn.) Pierre

51. 紫藤 *Wisteria sinensis* Sweet

52. 毛果鱼藤 *Derris eriocarpa* How

53. 河北木蓝*（马棘） *Indigofera bungeana* Walp.

54. 苏木蓝 *Indigofera carlesii* Craib.

55. 宜昌木蓝 *Indigofera ichangensis* Craib.

56. 蒙自木蓝 *Indigofera mengtzeana* Craib.

57. 块根木蓝 *Indigofera neopolygaloides* Hu

58. 茸毛木蓝 *Indigofera stachyodes* Lindl.

59. 野青树 *Indigofera suffruticosa* Mill.

60. 木蓝 *Indigofera tinctoria* Linn.

61. 排钱树*（排钱草） *Phyllodium pulchellum* (Linn.)Desv.

62. 肾叶山蚂蟥 *Desmodium renifolium* (Linn.) Schindl.

63. 广东金钱草（广金钱草、金钱草） *Desmodium styracifolium* (Osb.) Merr.

64. 葫芦茶 *Tadehagi triquetrum* (Linn.) Ohashi* (*Desmodium triquetrum* (Linn.) DC.)

65. 皱缩链荚豆 *Alysicarpus rugosus* (Willd.) DC.

66. 毛杭子梢 *Campylotropis hirtella* (Franch.) Schindl.

67. 三棱枝杭子梢 *Campylotropis trigonoclada* (Franch.) A. K. Schindl.

68. 绿叶胡枝子 *Lespedeza buergeri* Miq.

69. 截叶铁扫帚（铁扫帚） *Lespedeza cuneata* (Dum.-Cours.) G. Don

70. 大叶胡枝子 *Lespedeza davidii* Franch.

71. 美丽胡枝子 *Lespedeza formosa* (Vog.) Koehne

72. 白花美丽胡枝子 *Lespedeza formosa* (Vog.) Koehne var. *albiflora* (Rick.) Linn. H. Lou

73. 铁马鞭 *Lespedeza pilosa* (Thunb.) Sieb. et Zucc.

74. 细梗胡枝子 *Lespedeza virgata* (Thunb.) DC.

75. 长萼鸡眼草 *Kummerowia stipulacea* (Maxim.) Makino

76. 鸡眼草 *Kummerowia striata* (Thunb.)Schindl.

77. 鹦哥花 *（乔木刺桐） *Erythrina arborescens* Roxb.

78. 刺桐 *Erythrina variegata* Linn. var. *orientalis*(Linn.)Merr.

79. 白花油麻藤 *Mucuna birdwoodiana* Tutch.

80. 大果油麻藤 *Mucuna macrocarpa* Wall.

81. 黧豆 *（龙爪黎豆） *Mucuna pruriens* (Linn.) DC. var. *utilis* (Wall. ex Wight) Baker ex Burck

82. 常春油麻藤（常绿藜豆、常绿油麻藤） *Mucuna sempervirens* Hemsl.

83. 紫矿 *（紫铆） *Butea monosperma* (Lam.) Kuntze

84. 密花豆 *Spatholobus suberectus* Dunn

85. 单耳密花豆 *Spatholobus uniauritus* Wei

86. 土圞儿 *Apios fortunei* Maxim.

87. 直生刀豆 *（刀豆） *Canavalia ensiformis* (Linn.) DC.*[*Canavalia gladiata* (Jacq.) DC.]

88. 食用葛 *Pueraria edulis* Pamp.

89. 葛麻姆（台湾葛、峨眉葛藤） *Pueraria lobata* (Willd.) Ohwi. var. *montana* (Lour.)Vaniot der Maesen[*Pueraria montana* (Lour.) Merr.；*Pueraria omeiensis* Wang et Tang]

90. 葛（野葛、野葛藤） *Pueraria lobata* (Willd.)Ohwi（*Pueraria pseudohirsuta* Tang et Wang）

91. 粉葛*（甘葛藤） *Pueraria montana* (Lour.) Merr. var. *thomsonii* (Benth.) Wiersema ex D. B. Ward*(*Pueraria thomsonii* Benth.)

92. 苦葛（云南葛藤） *Pueraria peduncularis* (Grah. ex Benth.)Benth.

93. 大豆 *Glycine max* (Linn.) Merr.

94. 野大豆 *Glycine soja* Sieb. et Zucc.

95. 毛宿苞豆*（有毛宿苞豆） *Shuteria pampaniniana* Hand.-Mazz

96. 宿苞豆 *Shuteria involucrata* (Wall.) Wight et Arn.*(*Shuteria sinensis* Hemsl.)

97. 两型豆 *Amphicarpaea edgeworthii* Benth.*(*Amphicarpaea trisperma* Baker)

98. 扁豆 *Lablab purpureus* (Linn.) Sweet*(*Dolichos lablab* Linn.)

99. 镰果扁豆 *Dolichos falcate* Klein

100. 绿豆 *Vigna radiata* (Linn.)Wilczek*(*Phaselous radiatus* Linn.)

101. 赤豆 *Vigna angularis* (Willd.) Ohwi et Ohashi*(*Phaseolus angularis* Wight)

102. 赤小豆 *Vigna umbellata* (Thunb.)Ohwi et Ohashi*(*Phaseolus calcaratus* Roxb.)

103. 菜豆 *Phaseolus vulgaris* Linn.

104. 木豆 *Cajanus cajan* (Linn.) Millsp.

105. 绣毛千斤拔 *Flemingia ferruginea* Wall. ex Benth.*[*Moghania ferruginea*(Wall. ex Benth.) Li.]

106. 大叶千斤拔 *Flemingia macrophylla* (Willd.) Merr.

107. 千斤拔（蔓性千斤拔、蔓性千金拔） *Flemingia prostrata* Roxb. f. ex Roxb[*Moghania philippinensis* (Merr.et Rolfe) Li]

108. 补骨脂 *Psoralea corylifolia* Linn.

109. 合萌*（田皂角） *Aeschynomene indica* Linn.

110. 丁葵草 *Zornia diphylla* (Linn.) Pers. *(*Zornia gibbosa* Spanog.)

111. 落花生 *Arachis hypogaea* Linn.

112. 苦马豆　*Sphaerophysa salsula* (Pall.) DC.* (*Swainsonia salsula* Taubewt)

113. 二色锦鸡儿　*Caragana bicolor* Kom.

114. 昌都锦鸡儿　*Caragana changduensis* Fiauf

115. 云南锦鸡儿　*Caragana franchetiana* Kom.

116. 鬼箭锦鸡儿　*Caragana jubata* (Pall.) Poir.

117. 锦鸡儿　*Caragana sinica* (Buc' hoz) Rehd.

118. 毛刺锦鸡儿*（川青锦鸡儿）　*Caragana tibetica* Kom.

119. 直立黄芪　*Astragalus adsurgens* Pall.

120. 华黄芪　*Astragalus chinensis* Linn. f.

121. 金翼黄芪　*Astragalus chrysopterus* Bge.

122. 背扁黄芪*（扁茎黄芪）　*Astragalus complanatus* R. Br.

123. 梭果黄芪　*Astragalus ernestii* Comb.

124. 多花黄芪　*Astragalus floridus* Benth.

125. 西黄蓍胶树　*Astragalus gummifer* Labill.

126. 马衔山黄芪*（马河山黄芪）　*Astragalus mahoschanicus* Hand.-Mazz.

127. 黄芪（膜荚黄芪）　*Astragalus membranaceus* (Fisch.) Bunge[*Astragalus penduliflorus* Lam. subsp. *mongholicus* (Bunge) X. Y. Zhu var. *dahuricus* (Fisch. ex DC.) X. Y. Zhu]

128. 蒙古黄芪（内蒙黄芪）　*Astragalus membranaceus* (Fisch.) Bge. var. *mongholicus*(Bge.) Hsiao[*Astragalus penduliflorus* Lam. subsp. *mongholicus* (Bunge) X. Y. Zhu；*Astragalus mongholicus* Bunge]

129. 肉根黄芪　*Astragalus saucocolla* Dun

130. 紫云英　*Astragalus sinicus* Linn.

131. 松潘黄芪　*Astragalus sungpanensis* Pet.-Stib.

132. 甘青黄芪*（青海黄芪）　*Astragalus tanguticus* Batalin

133. 东俄洛黄芪（唐谷耳黄芪）　*Astragalus tongolensis* Ulbr

134. 蓝花棘豆　*Oxytropis coerulea* (Pall.) DC.

135. 镰荚棘豆*（镰形棘豆）　*Oxytropis falcate* Bge.

136. 硬毛棘豆　*Oxytropis hirta* Bge.

137. 甘肃棘豆　*Oxytropis kansuensis* Bge.

138. 小叶棘豆*（轮叶棘豆）　*Oxytropis microphylla* (Pall.) DC.* (*Oxytropis chiliophylla* Royle)

139. 多叶棘豆（狐尾藻棘豆）　*Oxytropis myriophylla* (Pall.) DC.

140. 黄花棘豆　*Oxytropis ochrocephala* Bunge

141. 少花米口袋*（米口袋、川滇米口袋）　*Gueldenstaedtia verna* (Georgi) Boriss.* [*Gueldenstaedtia delavayi* Franch.]

142. 高山豆*（喜马拉雅米口袋）　*Tibetia himalaica* (Baker) H. P. Tsui* (*Gueldenstaedtia himalaica* Baker)

143. 骆驼刺　*Alhagi sparsifolia* Shap.* (*Alhagi pseudalhagi* auct.non Desv.)

144. 洋甘草*（光果甘草）　*Glycyrrhiza glabra* Linn.* (*Glycyrrhiza glabra* Linné var. *glandulifera* Regel et Herder)

145. 胀果甘草　*Glycyrrhiza inflata* Bat.

146. 甘草　*Glycyrrhiza uralensis* Fisch.

147. 中国岩黄芪*（中华岩黄芪）　*Hedysarum chinensis* (Fedtsch.) Hand.-Mazz.

148. 多序岩黄芪　*Hedysarum polybotrys* Hand.-Mazz.

149. 锡金岩黄芪　*Hedysarum sikkimense* Benth. et Baker

150. 拟蚕豆岩黄芪　*Hedysarum vicioides* Turcz.

151. 山野豌豆（狭山野豌豆）　*Vicia amoena* Fisch. (*Vicia amoena* Fisch.var. *angusta* Freyn)

152. 绢毛山野豌豆*（毛山野豌豆）　*Vicia amoena* Fisch.ex DC. var. *sericea* Kitag.

153. 广布野豌豆　*Vicia cracca* Linn.

154. 蚕豆　*Vicia faba* Linn.

155. 大叶野豌豆（假香野豌豆）　*Vicia pseudorobus* Fisch.et C. A. Mey.

156. 兵豆　*Lens culinaris* Medic.

157. 豌豆　*Pisum sativum* Linn.

158. 鹰嘴豆　*Cicer arietinum* Linn.

159. 一年生草木樨　*Melilotus albus* Desr. var. *annuus* Coe

160. 草木犀*（黄香草木樨）　*Melilotus officinalis* (Linn.)Desr.* (*Melilotus suaveolens* Ledeb.)

161. 胡卢巴 *（胡芦巴）　*Trigonella foenum-graecum* Linn.

162. 花苜蓿　*Medicago ruthenica* (Linn.)Trautv.*（*Trigonella ruthenica* Linn.）

163. 紫苜蓿（紫花苜蓿）　*Medicago sativa* Linn.

164. 红车轴草　*Trifolium pratense* Linnaeus

165. 大猪屎豆　*Crotalaria assamica* Benth.

166. 假地蓝（假地兰）　*Crotalaria ferruginea* Grah. ex Benth.

167. 野百合　*Crotalaria sessiliflora* Linn.

168. 紫花野决明 *（紫花黄华）　*Thermopsis barbata* Benth.

169. 金雀儿 *（金雀花）　*Cytisus scoparius* (Linn.) Link*（*Spartium scoparium* Linné）

170. 小叶三点金　*Desmodium microphyllum* (Thunb.)DC.[*Codoriocalyx microphyllus* (Thunb.) H. Ohashi]

171. 小槐花　*Desmodium caudatum* (Thunb.) DC*[*Ohwia caudata* (Thunb.) Ohashi]

172. 翅荚决明　*Senna alata* (Linn.) Roxb*（*Cassia alata* Linn.）

173. 望江南　*Senna occidentalis* (Linn.) Link

174. 槐叶决明 *（茳芒决明）　*Senna sophera* (Linn.)Roxburgh*[*Senna occidentalis* (Linn.) Link var. *sophera* (Linn.) X. Y. Zhu ；*Cassia sophera* Linn.]

175. 铁刀木　*Senna siamea* (Lam.) H. S. Irwin et Barneby*（*Cassia siamea* Lam.）

176. 决明（小决明）　*Senna tora* (Linn.) Roxb.*（*Cassia obtusifolia* Linn.）

五一、酢浆草科 Oxalidaceae

1. 阳桃　*Averrhoa carambola* Linn.

2. 酢浆草（酢浆）　*Oxalis corniculata* Linn.

五二、牻牛儿苗科 Geraniaceae

1. 牻牛儿苗　*Erodium stephanianum* Willd.

2. 野老鹳草　*Geranium carolinianum* Linn.

3. 尼泊尔老鹳草（五叶草、短嘴老鹳草）　*Geranium nepalense* Sweet

4. 中日老鹳草 * (东亚老鹳草)　*Geranium nepalense* Sweet var. *thubergii* (Sieb. et Zucc.) Kudo

5. 草地老鹳草 * (草原老鹳草)　*Geranium pratense* Linn.

6. 紫地榆　*Geranium strictipes* R. Knuth[*Geranium scandens* (Hook. f. et Thoms.) Hutch. *]

7. 老鹳草　*Geranium wilfordii* Maxim.

8. 熏倒牛　*Biebersteinia heterostenon* Maxim.

五三、亚麻科 Linaceae

1. 野亚麻　*Linum stelleroides* Planch.

2. 亚麻　*Linum usitatissimum* Linn.

五四、古柯科 Erythroxylaceae

南美古柯　*Erythroxylun coca* Lamarck

五五、蒺藜科 Zygophyllaceae

1. 骆驼蓬　*Peganum harmala* Linn.

2. 大花蒺藜　*Tribulus cistoides* Linn.

3. 蒺藜　*Tribulus terrester* Linn.

五六、芸香科 Rutaceae

1. 椿叶花椒 * (樗叶花椒)　*Zanthoxylum ailanthoides* Sieb. et Zucc.

2. 竹叶花椒 (竹叶椒)　*Zanthoxylum armatum* DC. (*Zanthoxylum planispinum* Sieb. et Zucc.)

3. 岭南花椒　*Zanthoxylum austrosinense* Huang

4. 簕欓花椒 * (簕欓、簕觉)　*Zanthoxylum avicennae* (Lam.) DC.

5. 花椒　*Zanthoxylum bungeanum* Maxim.

6. 砚壳花椒 * (单面针、蚬壳花椒)　*Zanthoxylum dissitum* Hemsl.

7. 刺壳花椒　*Zanthoxylum echinocarpum* Hemsley

8. 朵花椒*（朵椒）　*Zanthoxylum molle* Rehd.

9. 两面针（入地金牛、毛两面针）　*Zanthoxylum nitidum* (Roxb.) DC. [*Zanthoxylum nitidum* (Roxb.) DC. f. *fastuosum* How ex Huang]

10. 毛叶两面针（毛两面针）　*Zanthoxylum nitidum* (Roxb.) DC. var. *tomentosum* Huang

11. 青花椒（青椒）　*Zanthoxylum schinifolium* Siebold et Zuccarini

12. 野花椒（柄果花椒）　*Zanthoxylum simulans* Hance[*Zanthoxylum simulans* Hance var. *podocarpum* (Hemsl.) Huang；*Zanthoxylum podocarpum* (Hemsl.) Huang]

13. 三桠苦*（三叉苦）　*Evodia lepta* (Spreng.)Merr.*[*Melicope pteleifolia* (Champ. ex Benth.) T. G. Hartley]

14. 吴茱萸　*Evodia rutaecarpa* (Juss.)Benth.[*Tetradium ruticarpum* (A. Juss.)Hartley]

15. 波氏吴萸*（疏毛吴茱萸、小果吴茱萸）　*Evodia rutaecarpa* (Juss.) Benth. var. *bodinieri* (Dode) Huang

16. 石虎　*Evodia rutaecarpa* (Juss.) Benth. var. *officinalis* (Dode) Huang

17. 石椒草　*Boenninghausenia sessilicarpa* Lévl.

18. 狭叶白藓*　*Dictamnus angustifolius* G. Don

19. 白鲜　*Dictamnus dasycarpus* Turcz.

20. 飞龙掌血　*Toddalia asiatica* (Linn.) Lam.

21. 黄檗（黄蘗、关黄柏）　*Phellodendron amurense* Rupr.

22. 川黄檗*（黄皮树、川黄柏）　*Phellodendron chinense* Schneid.

23. 秃叶黄檗*（秃叶黄皮树）　*Phellodendron chinense* Schneid.var. *glabriusculum* Schneid.

24. 山油柑（降真香）　*Acronychia pedunculata* (Linn.)Miq.

25. 乔木茵芋　*Skimmia arborescens* Anders.

26. 小花山小橘　*Glycosmis parviflora* (Sims) Kurz

27. 山小橘（山小桔）　*Glycosmis pentaphylla* (Retz.) Correa

28. 假黄皮　*Clausena excavata* Burm. f.

29. 黄皮　*Clausena lansium* (Lour.) Skeels

30. 豆叶九里香　*Murraya euchrestifolia* Hayata

31. 九里香　*Murraya exotica* Linn.

32. 千里香　*Murraya paniculata* (Linn.) Jack.

33. 四数九里香*（千只眼）　*Murraya tetramera* Huang

34. 酒饼簕（东风桔）　*Atalantia buxifolia* (Poir.)Oliv.

35. 枳*（枸桔、枸橘）　*Poncirus trifoliata* (Linn.)Raf.

36. 金弹　*Fortunella margarita* (Lour.)Swingle cv. Chintan* (*Fortunella crassifolia* Swingle)

37. 山橘（山桔）　*Fortunella hindsii* (Champ. ex Benth.)Swingle

38. 金柑　*Fortunella japonica* (Thunb.)Swingle

39. 金橘　*Fortunella margarita* (Lour.)Swingle

40. 酸橙（橙、橙树）　*Citrus aurantium* Linn.

41. 代代酸橙*（代代花、玳玳花）　*Citrus aurantium* Linn. cv. Daidai* (*Citrus aurantium* Linn. var. *amara* Engl.)

42. 常山胡柚　*Citrus changshan-huyou* Y.B.Chang

43. 箭叶橙　*Citrus hystrix* DC.

44. 宜昌橙*（野柑子）　*Citrus ichangensis* Swingle

45. 柠檬　*Citrus limon* (Linn.) Burm. f.* (*Citrus medica* var. *limonum* Hooker Filius)

46. 元江枳壳　*Citrus macroptera* Kerr.

47. 柚　*Citrus maxima* (Burm.)Merr.*[*Citrus grandis* (Linn.) Osbeck]

48. 橘红*（化州柚）　*Citrus maxima* (Burm.)Merr. cv. Tomentosa*[*Citrus grandis* (Linn.) Osbeck var. *tomentosa* Hort.；*Citrus grandis* 'Tomentosa']

49. 香橼*（枸橼）　*Citrus medica* Linn.

50. 佛手（佛手柑）　*Citrus medica* Linn. var. *sarcodactylis* (Noot.)Swingle

51. 柑橘（橘）　*Citrus reticulata* Blanco

52. 茶枝柑*（右柑）　*Citrus reticulata* Blanco cv. Chachiensis * (*Citrus chachiensis* Hort.)

53. 九月黄*（朱橘）　*Citrus reticulata* Blanco cv. Erythrosa* (*Citrus erythrosa* Tanaka)

54. 福橘　*Citrus reticulata* Blanco cv. Tangerina* (*Citrus reticulata* Blanc 'Fuju'；*Citrus tangerina* Hort. et Tanaka)

55. 朱红 *（朱橘）　*Citrus reticulata* Blanco cv. Zhuhong* (*Citrus reticulata* Blanco 'Zhuju')

56. 甜橙（橙，柑）　*Citrus sinensis* (Linn.) Osbeck (*Citrus aurantium* var. *sinensis* Linn.)

57. 香圆　*Citrus wilsonii* Tanaka

58. 木橘　*Aegle marmelos* (Linn.) Correa

59. 芸香 *（芸香草）　*Ruta graveolens* Linn.

60. 毛果芸香 *　*Pilocarpus jaborandi* Holmes

五七、苦木科 Simaroubaceae

1. 臭椿（臭椿树、樗树）　*Ailanthus altissima* (Mill.) Swingle

2. 耶麻夷加苦木　*Picrasma excelsa* Planchon

3. 苦树（苦木）　*Picrasma quassioides* (D. Don) Bennett

4. 苏林南苦木　*Quassia amara* Linn.

5. 鸦胆子　*Brucea javanica* (Linn.) Merr.

五八、橄榄科 Burseraceae

1. 鲍达乳香树（鲍达乳香）　*Boswellia bhau-dijiana* Birdw.* (*Boswellia bhaw-dajiana* Birdw.)

2. 阿拉伯乳香 *（卡氏乳香树、乳香树）　*Boswellia carteri* Birdw.

3. 野乳香树　*Boswellia neglecta* M.Moore

4. 橄榄　*Canarium album* (Lour.) Rauesch.

5. 爱伦堡没药树　*Balsamodendron ehrenbergianum* Berg.

6. 哈地丁树　*Commiphora molmol* Engl.

7. 穆库没药树（穆库果没药树）　*Commiphora mukul* (Hook. ex Tock) Engl.

8. 没药 *（地丁树、没药树）　*Commiphora myrrha* (Nees) Engl.

9. 香没药　*Commiphora opobalsamum* (Linn.) Engl.

五九、棟科 Meliaceae

1. 香椿　*Toona sinensis* (A. Juss.) Roem.
2. 棟（棟树、苦棟）　*Melia azedarach* Linn.
3. 川棟（川棟树）　*Melia toosendan* Sieb. et Zucc.

六十、金虎尾科 Malpighiaceae

倒心盾翅藤 *（倒心叶盾翅藤）　*Aspidopterys obcordata* Hemsl.

六一、远志科 Polygalaceae

1. 蝉翼藤　*Securidaca inappendiculata* Hassk.
2. 荷包山桂花 *（黄花远志）　*Polygala arillata* Buch.-Ham. ex D. Don
3. 华南远志（金不换）　*Polygala chinensis* Linn.* (*Polygala glomerata* Lour.)
4. 西南远志 *（猪屎豆状远志）　*Polygala crotalarioides* Buch.-Ham.et DC.
5. 黄花倒水莲　*Polygala fallax* Hemsl.
6. 瓜子金　*Polygala japonica* Houtt.
7. 小花远志　*Polygala polifolia* Presl* (*Polygala arvensis* Willd.；*Polygala telephioides* Willd.)
8. 西伯利亚远志（卵叶远志）　*Polygala sibirica* Linn.
9. 远志　*Polygala tenuifolia* Willd.

六二、大戟科 Euphorbiaceae

1. 一叶萩　*Flueggea suffruticosa* (Pall.) Baill*. [*Securinega suffruticosa*（pall.）Rehd.]
2. 苦味叶下珠*（珠子草）　*Phyllanthus amarus* Shumacher et Thonning* (*Phyllanthus niruri* Linn.)
3. 余甘子　*Phyllanthus emblica* Linn.
4. 小果叶下珠 *（龙眼睛）　*Phyllanthus reticulatus* Poir.
5. 叶下珠　*Phyllanthus urinaria* Linn.

6. 无毛小果叶下珠*（无毛龙眼睛） *Phyllanthus reticulatus* Poir. var. *glaber* Muell.-Arg

7. 毛果算盘子 *Glochidion eriocarpum* Champ. ex Benth.

8. 算盘子 *Glochidion puberum* (Linn.) Hutch.

9. 龙脷叶 *Sauropus spatulifolius* Beille (*Sauropus changianus* S. Y. Hu)

10. 黑面神 *Breynia fruticosa* (Linn.) Hook. f.

11. 地构叶 *Speranskia tuberculata* (Bunge) Baill.

12. 白背叶 *Mallotus apelta* (Lour.) Muell. Arg.

13. 粗糠柴 *Mallotus philippinensis* (Lam.) Müll. Arg.* (*Mallotus philippensis* M. Ar.)

14. 石岩枫 *Mallotus repandus* (Willd.) Muell. Arg.

15. 棒柄花 *Cleidion brevipetiolatum* Pax et Hoffm.

16. 白桐树 *Claoxylon indicum* (Reinw. et Bl.) Hassk.[*Claoxylon polot* (Burm.) Merr.]

17. 蓖麻 *Ricinus communis* Linn.

18. 铁苋菜 *Acalypha australis* Linn.

19. 金边红桑*（金边桑） *Acalypha wilkesiana* Muell.-Arg. cv. Marginata

20. 卵叶巴豆*（柳叶巴豆） *Croton caudatus* Geisel.

21. 毛叶巴豆 *Croton caudatus* Geisel. var. *tomentosa* Hook.

22. 鸡骨香 *Croton crassifolius* Geisel.

23. 巴豆（巴豆树） *Croton tiglium* Linn.

24. 油桐 *Vernicia fordii* (Hemsley) Airy Shaw

25. 麻疯树*（膏桐、麻风树） *Jatropha curcas* Linn.

26. 红背桂花*（红背桂） *Excoecaria cochinchinensis* Lour.

27. 乌桕 *Sapium sebiferum* (Linn.) Roxb.[*Triadica sebifera* (Linn.) Small]

28. 乳浆大戟（猫眼草） *Euphorbia esula* Linn. (*Euphorbia lunulata* Bge.)

29. 狼毒*（狼毒大戟） *Euphorbia fischeriana* Steud.

30. 泽漆 *Euphorbia helioscopia* Linn.

31. 飞扬草 *Euphorbia hirta* Linn.

32. 地锦 *Euphorbia humifusa* Willd. ex Schlecht.

33. 毛地锦　*Euphorbia humifusa* Willd. var. *pilosa* Thell.

34. 甘肃大戟 *（月腺大戟）*　*Euphorbia kansuensis* Prokh. * (*Euphorbia ebract-olata* auct. non Hayata)

35. 甘遂　*Euphorbia kansui* T. N. Liou ex S. B. Ho

36. 续随子　*Euphorbia lathylris* Linn.

37. 斑地锦　*Euphorbia maculata* Linn. (*Euphorbia supina* Rafin.)

38. 甘青大戟 *（疣果大戟）*　*Euphorbia micractina* Boiss.

39. 大戟（京大戟）　*Euphorbia pekinensis* Rupr.

40. 土瓜狼毒　*Euphorbia prolifera* Buch-Ham ex D. Don

41. 脂大戟（多脂大戟）　*Euphorbia resinifera* Berger*

42. 钩腺大戟　*Euphorbia sieboldiana* Morr. et Decne.

43. 黄苞大戟 *（锡金大戟）*　*Euphorbia sikkimensis* Boiss.

44. 对叶大戟　*Euphorbia sororia* Schrenk.

45. 高山大戟　*Euphorbia stracheyi* Boiss.

六三、虎皮楠科 Daphniphyllaceae

牛耳枫　*Daphniphyllum calycinum* Benth.

六四、黄杨科 Buxaceae

1. 黄杨　*Buxus sinica* (Rehd. et Wils.) Cheng (*Buxus microphylla* Sieb. et Zucc. var. *sinica* Rehd. et Wils.)

2. 野扇花　*Sarcococca ruscifolia* Stapf

3. 板凳果　*Pachysandra axillaris* Franch.

4. 顶花板凳果　*Pachysandra terminalis* Sieb. et Zucc.

六五、马桑科 Coriariaceae

马桑　*Coriaria nepalensis* Wall.

六六、漆树科 Anacaradiaceae

1. 杧果（芒果）　*Mangifera indica* Linn.

2. 扁桃　*Mangifera persiciformis* C.Y.Wu et T. L. Ming

3. 槟榔青　*Spondias pinnata* (Linn. f.) Kurz

4. 南酸枣　*Choerospondias axillaris* (Roxb.) Burtt et Hill

5. 粘胶乳香树　*Pistacia lentiscus* Linn.

6. 阿月浑子　*Pistacia vera* Linn.

7. 红叶　*Cotinus coggygria* Scop. var. *cinerea* Engl.

8. 盐肤木　*Rhus chinensis* Mill. (*Rhus javanica* auct. non Linn.)

9. 滨盐肤木　*Rhus chinensis* Mill. var. *roxburghii* (DC.) Rehd.* (*Rhus roxburghii* DC.)

10. 鞣漆树*（鞣树）　*Rhus coriaria* Linn.

11. 青麸杨　*Rhus potaninii* Maxim.

12. 红麸杨　*Rhus punjabensis* J. L. Stew. ex Brand. var. *sinica* (Diels) Rehd. et Wils.

13. 木蜡树　*Toxicodendron sylvestre* (Sieb. et Zucc.) O. Kuntze* (*Rhus sylvestris* Tard.)

14. 漆　*Toxicodendron vernicifluum* (Stokes) F. A. Barkl. (*Rhus verniciflua* Stokes)

15. 鸡腰肉托果*（肉托果）　*Semecarpus anacardium* Linn.f. (*Semecarpus anacardius* Linn. f.)

16. 羊角天麻　*Dobinea delavayi* (Baill.) Baill.

六七、冬青科 Aquifoliaceae

1. 秤星树（岗梅、梅叶冬青）　*Ilex asprella* (Hook. et Arn.) Champ. ex Benth.

2. 冬青　*Ilex chinensis* Sims* (*Ilex purpurea* Hassk.)

3. 枸骨　*Ilex cornuta* Lindl. ex Paxt.

4. 长梗齿叶冬青　*Ilex crenata* Thunb. f. *longipedunculata* S. Y. Hu

5. 龙里冬青*（刺叶中型冬青）　*Ilex dunniana* Levl.*[*Ilex intermedia* Loes. ex Diels var. *fangii* (Rehd.) S. Y. Hu]

6. 伞花冬青 *（米碎木）　*Ilex godajam* (Colebr. ex Wall.) Wall.

7. 海南冬青　*Ilex hainanensis* Merr.

8. 扣树 *（苦丁茶、苦丁茶冬青）　*Ilex kaushue* S. Y. Hu* (*Ilex kudingcha* C. J. Tseng)

9. 大叶冬青（马蓝）　*Ilex latifolia* Thunb.

10. 具柄冬青　*Ilex pedunculosa* Miq.

11. 毛冬青　*Ilex pubescens* Hook. et Arn.

12. 铁冬青　*Ilex rotunda* Thunb.

六八、卫矛科 Celastraceae

1. 卫矛　*Euonymus alatus* (Thunb.) Sieb.

2. 棘刺卫矛 *（无柄卫矛）　*Euonymus echinatus* Wall.* (*Euonymus subsessilis* Sprague)

3. 扶芳藤（爬行卫矛）　*Euonymus fortunei* (Turcz.) Hand.-Mazz.

4. 冬青卫矛　*Euonymus japonicus* Thunb.

5. 白杜 *（丝棉木）　*Euonymus maackii* Rupr. * (*Euonymus bungeanus* Maxim.)

6. 云南卫矛　*Euonymus yunnanensis* Franch.

7. 苦皮藤　*Celastrus angulatus* Maxim.

8. 粉背南蛇藤　*Celastrus hypoleucus* (Oliv.) Warb.ex Loes.

9. 窄叶南蛇藤 *（过山枫）　*Celastrus oblanceifolius* C. H. Wang et P. C. Tsoong* (*Celastrus aculeatus* Merr.)

10. 南蛇藤　*Celastrus orbiculatus* Thunb.

11. 灯油藤　*Celastrus paniculatus* Willd.

12. 滇南美登木　*Maytenus austroyunnanensis* S. J. Pei et Y. H. Li

13. 美登木　*Maytenus hookeri* Loes.

14. 雷公藤　*Tripterygium wilfordii* Hook. f.

15. 昆明山海棠（火把花）　*Tripterygium hypoglaucum* (Lévl.) Hutch.

六九、省沽油科 Staphyleaceae

1. 野鸦椿　*Euscaphis japonica* (Thunb.) Dippel
2. 锐尖山香圆　*Turpinia arguta* (Lindl.) Seem.
3. 山香圆　*Turpinia montana* (Bl.) Kurz

七十、茶茱萸科 Icacinaceae

1. 定心藤（甜果藤）　*Mappianthus iodoides* Hand.-Mazz.
2. 大心翼果　*Cardiopteris quinqueloba* (Hassk.) Hassk.*[*Peripterygium platycarpum* (Gagn.) Sleum]

七一、槭树科 Aceraceae

1. 罗浮槭　*Acer fabri* Hance
2. 色木槭　*Acer pictum* Thunb. subsp. *mono* (Maxim.) Ohashi* (*Acer mono* Maxim.)
3. 苦茶槭*（茶条槭）　*Acer ginnala* Maxim. subsp. *theiferum* (Fang) Fang

七二、七叶树科 Hippocastanaceae

1. 浙江七叶树　*Aesculus chinensis* Bge. var. *chekiangensis* (Hu et Fang) Fang
2. 天师栗　*Aesculus chinensis* Bunge var. *wilsonii* (Rehder) Turland et N. H. Xia* (*Aesculus wilsonii* Rehd.)
3. 日本七叶树*（七叶树）　*Aesculus turbinata* Blume* (*Aesculus chinensis* Bge.)

七三、无患子科 Sapindaceae

1. 倒地铃*（小果倒地铃）　*Cardiospermum halicacabum* Linn.*[*Cardiospermum halicacabum* Linn. var. *microcarpum* (Kunth) Bl.]
2. 无患子*（无患树）　*Sapindus saponaria* Linn.*(*Sapindus mukorossi* Gaertn.)
3. 龙眼　*Dimocarpus longan* Lour.

4. 荔枝　*Litchi chinensis* Sonn.

5. 文冠果　*Xanthoceras sorbifolia* Bunge

七四、清风藤科 Sabiaceae

1. 灰背清风藤　*Sabia discolor* Dunn

2. 簇花清风藤　*Sabia fasciculata* Lecomte ex L. Chen

3. 柠檬清风藤　*Sabia limoniacea* Wall. ex Hook. f. et Thoms.

4. 小花清风藤　*Sabia parviflora* Wall. ex Roxb.

5. 四川清风藤　*Sabia schumanniana* Diels

七五、凤仙花科 Balsaminaceae

1. 凤仙花　*Impatiens balsamina* Linn.

2. 厚裂凤仙花　*Impatiens crassiloba* Hook. f.

3. 齿萼凤仙花　*Impatiens dicentra* Franch. ex Hook. f.

4. 平坝凤仙花　*Impatiens ganpiuana* Hook. f.

5. 湖北凤仙花 * (冷水七)　*Impatiens pritzelii* Hook. f.* (*Impatiens pritzelii* Hook. f. var. *hupehensis* Hook. f.)

6. 黄金凤　*Impatiens siculifer* Hook. f.

7. 滇水金凤　*Impatiens uliginosa* Franch.

七六、鼠李科 Rhamnaceae

1. 雀梅藤　*Sageretia thea* (Osbeck) Johnst.[*Sageretia theezans*(Linn.) Brongn.]

2. 毛叶雀梅藤　*Sageretia thea* (Osbeck) Johnst. var. *tomentosa* (Schneid.) Y. L. Chen et P. K. Chou

3. 欧鼠李 * (弗朗鼠李树)　*Rhamnus frangula* Linn. (*Frangula alnus* Miller)

4. 小叶鼠李　*Rhamnus parvifolia* Bunge

5. 美鼠李　*Rhamnus purshiana* DC.

6. 枳椇 (枳椇子、拐枣)　*Hovenia acerba* Lindl. (*Hovenia dulcis* Thunb.)

7. 西藏猫乳（生等、升登）　*Rhamnella gilgitica* Mans f. et Melch.

8. 多花勾儿茶（牛鼻拳）　*Berchemia floribunda* (Wall.) Brongn. (*Berchemia giraldiana* Schneid.)

9. 牯岭勾儿茶　*Berchemia kulingensis* Schneid.

10. 铁包金（老鼠耳，密叶勾儿茶）　*Berchemia lineata* (Linn.) DC.

11. 多叶勾儿茶　*Berchemia polyphylla* Wall ex Laws.

12. 光枝勾儿茶　*Berchemia polyphylla* Wall ex Laws. var. *leioclada* Hand.-Mazz.

13. 枣　*Ziziphus jujuba* Mill.

14. 无刺枣（大枣）　*Ziziphus jujuba* Mill. var. *inermis* (Bge.) Rehd. (*Ziziphus sativa* Gaertn.)

15. 酸枣　*Ziziphus jujuba* Mill. var. *spinosa* (Bunge) Hu ex H. F. Chow[*Ziziphus spinosa* Hu；*Ziziphus sativa* Gaertn. var. *spinosa* (Bge.) Schneid.]

16. 滇刺枣（滇酸枣）　*Ziziphus mauritiana* Lam.

17. 皱枣　*Ziziphus rugosa* Lam.

18. 毛果翼核果　*Ventilago calyculata* Tul.

19. 翼核果　*Ventilago leiocarpa* Benth.

七七、葡萄科 Vitaceae

1. 大叶火筒树　*Leea macrophylla* Roxb. ex Hornem.

2. 异叶地锦*（异叶爬山虎）　*Parthenocissus dalzielii* Gagnep.*[*Parthenocissus heterophylla* auct. non (Bi.) Merr.]

3. 地锦*（爬山虎）　*Parthenocissus tricuspidata* (S. et Z.) Planch.

4. 广东蛇葡萄　*Ampelopsis cantoniensis* (Hook. et Arn.) Planch.

5. 三裂蛇葡萄*（玉葡萄）　*Ampelopsis delavayana* (Franch.) Planch.

6. 东北蛇葡萄*（蛇葡萄）　*Ampelopsis glandulosa* (Wall.) Momiy. var. *brevipedunculata* (Maxim.) Momiy.*[*Ampelopsis brevipedunculata* (Maxim.) Trautv.]

7. 显齿蛇葡萄（甜菜藤）　*Ampelopsis grossedentata* (Hand.-Mazz.) W. T. Wang [*Ampelopsis cantoniensis* (Hook. et Arn.) Plamch var. *grossedentata* Hand.-Mazz.]

8. 锈毛蛇葡萄*（蛇葡萄）　*Ampelopsis heterophylla* (Thunb.) Sieb. et Zucc. var.

vestita Rehd.*[*Ampelopsis sinica* (Miq.) W. T. Wang]

9. 异叶蛇葡萄　*Ampelopsis humulifolia* Bge.*[*Ampelopsis humulifolia* Bunge var. *heterophylla* (Thunb.) K. Koch]

10. 白蔹　*Ampelopsis japonica* (Thunb.) Makino

11. 毛叶苦郎藤*（毛叶白粉藤）　*Cissus aristata* Bl.* [*Cissus assamica* (M. A. Lawson) Craib var. *pilosissima* Gagn]

12. 苦朗藤（毛叶白粉藤）　*Cissus assamica* (M. A. Lawson) Craib

13. 翅茎白粉藤　*Cissus hexangularis* Thorel ex Planch.

14. 翼茎白粉藤（四方藤）　*Cissus pteroclada* Hayata

15. 掌叶白粉藤　*Cissus triloba* (Lour.) Merr.

16. 乌蔹莓　*Cayratia japonica* (Thunb.) Gagnep.

17. 十字崖爬藤　*Tetrastigma cruciatum* Craib et Gagnep.

18. 三叶崖爬藤（三叶青）　*Tetrastigma hemsleyanum* Diels et Gilg

19. 崖爬藤　*Tetrastigma obtectum* (Wall. ex Laws.) Planch.

20. 扁担藤　*Tetrastigma planicaule* (Hook. f.) Gagnep.

21. 毛狭叶崖爬藤　*Tetrastigma serrulatum* (Roxb.) Planch. var. *puberulum* W. T. Wang*[*Tetrastigma serrulatum* (Roxb.) Planch.var. *pubinervium* C. L. Li]

22. 山葡萄　*Vitis amurensis* Rupr.

23. 蘡薁　*Vitis bryoniifolia* Bunge* (*Vitis adstricta* Hance)

24. 刺葡萄　*Vitis davidii* (Roman. du Caill.) Foex

25. 葡萄（琐琐葡萄）　*Vitis vinifera* Linn.

七八、椴树科 Tiliaceae

破布叶（破布树）　*Microcos paniculata* Linn.

七九、锦葵科 Malvaceae

1. 锦葵　*Malva cathayensis* M. G. Gilbert，Y. Tang et Dorr* (*Malva sylvestris* Linn.)

2. 圆叶锦葵　*Malva pusilla* Sm.*(*Malva rotundifolia* Linn.)

3. 野葵（冬葵）　*Malva verticillata* Linn.

4. 蜀葵　*Alcea rosea* Linn.*[*Althaea rosea* (Linn.) Cavan.]

5. 白背黄花稔　*Sida rhombifolia* Linn.

6. 拔毒散　*Sida szechuensis* Matsuda

7. 磨盘草　*Abutilon indicum* (Linn.) Sweet

8. 苘麻　*Abutilon theophrasti* Medic. (*Abutilon avicennae* Gaertn.)

9. 地桃花（肖梵天花）　*Urena lobata* Linn.

10. 黄蜀葵　*Abelmoschus manihot* (Linn.) Medic.

11. 黄葵（麝香黄葵）　*Abelmoschus moschatus* (Linn.) Medic.

12. 木芙蓉（重瓣木芙蓉）　*Hibiscus mutabilis* Linn. (*Hibiscus mutabilis* Linn. f. plenus (Andrews) S. Y. Hu；*Hibucus mutabilis* Linn. cv. Plenus)

13. 朱槿　*Hibiscus rosa-sinensis* Linn.

14. 玫瑰茄　*Hibiscus sabdariffa* Linn.

15. 木槿　*Hibiscus syriacus* Linn.

16. 白花重瓣木槿　*Hibiscus syriacus* Linn. f. *albus-plenus* London

17. 长苞木槿　*Hibiscus syriacus* Linn. var. *longibracteatus* S. Y. Hu

18. 白花单瓣木槿　*Hibiscus syriacus* Linn. f. *totus-albus* T. Moore

19. 紫花重瓣木槿　*Hibiscus syriacus* Linn. f. *violaceus* Gagnep. f.

20. 树棉　*Gossypium arboreum* Linn.

21. 海岛棉　*Gossypium barbadense* Linn.

22. 草棉（棉）　*Gossypium herbaceum* Linn.

23. 陆地棉（棉）　*Gossypium hirsutum* Linn.

八十、木棉科 Bombacaceae

木棉（木棉花）　*Bombax ceiba* Linn.[*Gossampinus malabarica* (DC.) Merr.]

八一、梧桐科 Sterculiaceae

1. 长粒胖大海　*Sterculia lychnophora* Hance

2. 胖大海　*Sterculia scaphigera* Wall.

3. 梧桐　*Firmiana simplex* (Linn.) W. Wight*[*Firmiana platanifolia* (Linn. f.) Marsili]

4. 山芝麻　*Helicteres angustifolia* Linn.

5. 长序山芝麻*（光叶山芝麻）　*Helicteres elongata* Wall. ex Mast.

6. 可可（可可树、柯柯豆、柯柯树）　*Theobroma cacao* Linn.

7. 翻白叶树　*Pterospermum heterophyllum* Hance

八二、五桠果科 Dilleniaceae

锡叶藤　*Tetracera sarmentosa* (Linn.) Vahl.[*Tetracera asiatica* (Lour.) Hoogl.]

八三、猕猴桃科 Actinidiaceae

1. 中华猕猴桃（猕猴桃）　*Actinidia chinensis* Planch.

2. 硬毛猕猴桃　*Actinidia chinensis* Planch. var. *hispida* C. F. Liang

3. 毛花猕猴桃　*Actinidia eriantha* Benth.

4. 阔叶猕猴桃　*Actinidia latifolia* (Gardn. et Champ.) Merr.

5. 大籽猕猴桃　*Actinidia macrosperma* C. F. Liang

6. 对萼猕猴桃（镊合猕猴桃）　*Actinidia valvata* Dunn

八四、山茶科 Theaceae

1. 显脉金花茶　*Camellia euphlebia* Merr. ex Sealy* (*Camellia euphlebia* Merr. ex Sealy var. *macrophylla* S. L. Mo et S. Z. Huang)

2. 山茶　*Camellia japonica* Linn.

3. 油茶（小叶油茶）　*Camellia oleifera* Abel

4. 金花茶　*Camellia petelotii* (Merrill) Sealy (*Camellia nitidissima* Chi)

5. 滇山茶　*Camellia reticulata* Lindl.

6. 怒江红山茶*（怒江红花茶）　*Camellia saluenensis* Stapf ex Been

7. 茶（茶树）　*Camellia sinensis* (Linn.) O. Ktze.

8. 普洱茶　*Camellia sinensis* (Linn.) Kuntze var. *assamica* (Mast.) Kitamura

9. 亮叶杨桐　*Adinandra nitida* Merr. ex H. L. Li

八五、藤黄科 Guttiferae

1. 黄海棠（湖南连翘、红旱莲）　*Hypericum ascyron* Linn.

2. 地耳草　*Hypericum japonicum* Thunb. ex Murray

3. 金丝梅　*Hypericum patulum* Thunb. ex Murray

4. 贯叶连翘（贯叶金丝桃）　*Hypericum perforatum* Linn.

5. 元宝草　*Hypericum sampsonii* Hance

6. 黄牛木　*Cratoxylum cochinchinense* (Lour.)Bl.

7. 薄叶红厚壳（薄叶胡桐）　*Calophyllum membranaceum* Gardn. et Champ.

8. 藤黄（藤黄树）　*Garcinia hanburyi* Hook. f.

9. 桑藤黄　*Garcinia morella* Desr.

10. 岭南山竹子　*Garcinia oblongifolia* Champ.ex Benth.

八六、龙脑香科 Dipterocarpaceae

龙脑香（龙脑香树）　*Dryobalanops aromatica* Gaertn. f.

八七、柽柳科 Tamaricaceae

1. 柽柳　*Tamarix chinensis* Lour.

2. 宽苞水柏枝 *（河柏）　*Myricaria bracteata* Royle* (*Myricaria alopecuroides* Schrenk)

3. 水柏枝　*Myricaria germanica* (Linn.) Desv.

4. 匍匐水柏枝　*Myricaria prostrata* Hook. f. et Thoms. ex Benth.

八八、堇菜科 Violaceae

1. 戟叶堇菜 *（箭叶堇菜）　*Viola betonicifolia* J. E. Smith* (*Viola betonicifolia* Sm. subsp.*nepalensis* W. Beck.)

2. 双花堇菜　*Viola biflora* Linn.

3. 深圆齿堇菜 *（浅圆齿堇菜）　*Viola davidii* Franch.* (*Viola schneideri* W. Beck.)

4. 灰叶堇菜　*Viola delavayi* Franch.

5. 七星莲 *（匍伏堇、蔓茎堇菜）　*Viola diffusa* Ging.

6. 长萼堇菜（短毛堇菜）　*Viola inconspicua* Blume (*Viola confusa* Champ)

7. 西藏堇菜 *（天山堇菜）　*Viola kunawarensis* Royle Illustr.* (*Viola thianschanica* Maxim.)

8. 紫花地丁　*Viola philippica* Cav. Icons et Descr.* (*Viola yedoensis* Makino)

9. 早开堇菜　*Viola prionantha* Bunge

10. 心叶堇菜　*Viola yunnanfuensis* W. Becker* (*Viola cordifolia* W. Beck.)

八九、大风子科 Flacourtiaceae

1. 泰国大风子 *（大风子）　*Hydnocarpus anthelminthica* Pierr. ex Gagnep.* (*Hydnocarpus anthelmintica* Pierre)

2. 海南大风子　*Hydnocarpus hainanensis* (Merr.) Sleum.

九十、旌节花科 Stachyuraceae

1. 中国旌节花　*Stachyurus chinensis* Franch.

2. 西域旌节花（喜马山旌节花）　*Stachyurus himalaicus* Hook. f. et Thoms ex Benth.

九一、西番莲科 Passifloraceae

1. 山峰西番莲 *（铲叶西番莲）　*Passiflora jugorum* W. W. Smith

2. 镰叶西番莲 *（截叶西番莲）　*Passiflora wilsonii* Hemsl.

3. 三开瓢　*Adenia cardiophylla* (Mast.) Engl.

九二、番木瓜科 Caricaceae

番木瓜　*Carica papaya* Linn.

九三、秋海棠科 Begoniaceae

1. 昌感秋海棠*（盾叶秋海棠） *Begonia cavalerei* Lévl.

2. 紫背天葵 *Begonia fimbristipula* Hance

3. 粗喙秋海棠 *Begonia longifolia* Blume* (*Begonia crassirostris* Irmsch.)

4. 裂叶秋海棠 *Begonia palmata* D. Don

5. 掌裂叶秋海棠 *Begonia pedatifida* Lévl.

九四、仙人掌科 Cactaceae

仙人掌 *Opuntia stricta* (Haw.) Haw. var. *dillenii* (Ker-Gawl.) Benson[*Opuntia dillenii* (Ker-Gawl.) Haw]

九五、瑞香科 Thymelaeaceae

1. 沉香 *Aquilaria agallocha* Roxb.

2. 土沉香（白木香） *Aquilaria sinensis* (Lour.) Spreng.

3. 河朔荛花 *Wikstroemia chamaedaphne* Meisn.

4. 了哥王（南岭荛花） *Wikstroemia indica* (Linn.) C.A. Mey.

5. 阿尔泰瑞香 *Daphne altaica* Pall.

6. 芫花 *Daphne genkwa* Sieb. et Zucc.

7. 黄瑞香 *Daphne giraldii* Nitsche

8. 毛瑞香 *Daphne kiusiana* Miq. var. *atrocaulis* (Rehd.) F. Maekawa

9. 瑞香 *Daphne odora* Thunb.

10. 凹叶瑞香 *Daphne retusa* Hemsl.

11. 唐古特瑞香（甘青瑞香、陕甘瑞香） *Daphne tangutica* Maxim.

12. 结香 *Edgeworthia chrysantha* Lindl.

13. 狼毒*（瑞香狼毒、绵大戟） *Stellera chamaejasme* Linn.

九六、胡颓子科 Elaeagnaceae

1. 沙枣 *Elaeagnus angustifolia* Linn.

2. 蔓胡颓子　*Elaeagnus glabra* Thunb.

3. 角花胡颓子　*Elaeagnus gonyanthes* Benth.

4. 宜昌胡颓子　*Elaeagnus henryi* Warb.

5. 福建胡颓子　*Elaeagnus oldhami* Maxim.

6. 胡颓子　*Elaeagnus pungens* Thunb.

7. 绿叶胡颓子　*Elaeagnus viridis* Serv.

8. 江孜沙棘　*Hippophae gyantsensis* (Rousi) Y. S. Lian

9. 肋果沙棘　*Hippophae neurocarpa* S. W. Liu et T. N. He

10. 沙棘　*Hippophae rhamnoides* Linn.

11. 中国沙棘　*Hippophae rhamnoides* Linn. subsp. *sinensis* Rousi

12. 卧龙沙棘　*Hippophae rhamnoides* Linn. subsp. *wolongensis* Lian，K. Sun et X. L. Chen

13. 云南沙棘　*Hippophae rhamnoides* Linn. subsp. *yunnanensis* Rousi

14. 西藏沙棘（藏沙棘）　*Hippophae thibetana* Schlechtend.

九七、千屈菜科 Lythraceae

1. 千屈菜　*Lythrum salicaria* Linn.

2. 紫薇　*Lagerstroemia indica* Linn.

3. 散沫花 *（指甲花）　*Lawsonia inermis* Linn.

九八、安石榴科 Punicaceae

1. 石榴（安石榴、石榴树）　*Punica granatum* Linn.

2. 白石榴　*Punica granatum* Linn. cv. Albescens

九九、蓝果树科 Nyssaceae

喜树　*Camptotheca acuminata* Decne.

一〇〇、八角枫科 Alangiaceae

1. 八角枫　*Alangium chinense* (Lour.) Harms

2. 瓜木　*Alangium platanifolium* (Sieb. et Zucc.) Harms

3. 云南八角枫　*Alangium yunnanense* C. Y. Wu ex Fang et al.

一〇一、使君子科 Combretaceae

1. 毗黎勒（毛诃子）　*Terminalia bellirica* (Gaertn.) Roxb.

2. 诃子（诃子树）　*Terminalia chebula* Retz.

3. 小花诃子　*Terminalia chebula* Retz. var. *parviflora* Thwaites

4. 微毛诃子 *（绒毛诃子）　*Terminalia chebula* Retz. var. *tomentella* (Kurz) C. B. Clarke

5. 使君子　*Quisqualis indica* Linn.

一〇二、桃金娘科 Myrtaceae

1. 柠檬桉　*Eucalyptus citriodora* Hook. f.

2. 蓝桉（桉树）　*Eucalyptus globulus* Labill.

3. 直杆蓝桉　*Eucalyptus maideni* F.V. Muell.

4. 桉（大叶桉）　*Eucalyptus robusta* Smith

5. 白千层　*Melaleuca leucadendron* Linn.

6. 岗松　*Baeckea frutescens* Linn.

7. 丁香（丁香树）　*Eugenia caryophyllata* Thunb.

8. 丁子香 *（丁香树）　*Syzygium aromaticum* (Linn.) Merr. et L. M. Perry

9. 乌墨 *（海南蒲桃）　*Syzygium cumini* (Linn.) Skeels

10. 蒲桃　*Syzygium jambos* (Linn.) Alston

11. 水翁蒲桃 *（水榕、水翁花）　*Syzygium nervosum* DC.*[*Cleistocalyx operculatus* (Roxb.) Merr. et Perry]

12. 桃金娘　*Rhodomyrtus tomentosa* (Ait.) Hassk.

13. 番石榴　*Psidium guajava* Linn.

14. 香桃木 *Myrtus communis* Linn.

一〇三、野牡丹科 Melastomataceae

1. 金锦香 *Osbeckia chinensis* Linn.

2. 假朝天罐 *Osbeckia crinita* Benth. ex C.B. Clarke

3. 朝天罐 *（阔叶金锦香） *Osbeckia opipara* C. Y. Wu et C. Chen

4. 地菍（地稔） *Melastoma dodecandrum* Lour.

5. 野牡丹 *Melastoma malabathricum* Linn.* (*Melastoma candidum* D. Don)

6. 展毛野牡丹 *Melastoma normale* D. Don

7. 北酸脚杆 *Medinilla septentrionalis* (W. W. Sm.) H. L. Li

一〇四、菱科 Trapaceae

1. 菱 *Trapa bispinosa* Roxb.

2. 欧菱 *（红菱、乌菱） *Trapa natans* Linn.* (*Trapa bicornis* Osbeck.)

3. 细果野菱 *Trapa incisa* Siebold et Zucc.* (*Trapa maximowiczii* Korsh.)

一〇五、 柳叶菜科 Onagraceae

1. 水龙 *Ludwigia adscendens* (Linn.) Hara* (*Jussiaea repens* Linn.)

2. 丁香蓼 *Ludwigia prostrata* Roxb.* (*Ludwigia epilobiloides* Maxim.)

3. 月见草 *Oenothera biennis* Linn.

一〇六、杉叶藻科 Hippuridaceae

杉叶藻 *Hippuris vulgaris* Linn.

一〇七、锁阳科 Cynomoriaceae

锁阳 *Cynomorium songaricum* Rupr. (*Cynomorium coccineum* Linn.)

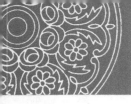

一○八、五加科 Araliaceae

1. 通脱木　*Tetrapanax papyrifer* (Hook.) K. Koch.

2. 鹅掌藤　*Schefflera arboricola* Hayata

3. 穗序鹅掌柴　*Schefflera delavayi* (Franch.) Harms ex Diels

4. 密脉鹅掌柴　*Schefflera elliptica* (Blume) Harms[*Schefflera venulosa* (Wight et Arn.) Harms]

5. 鹅掌柴　*Schefflera heptaphylla* (Linn.) Frodin [*Schefflera octophylla* (Lour.) Harms]

6. 白花鹅掌柴 * (广西鹅掌柴)　*Schefflera leucantha* R. Vig.* (*Schefflera kwangsiensis* Merr. ex Li)

7. 树参　*Dendropanax dentiger* (Harms) Merr.

8. 变叶树参　*Dendropanax proteus* (Champ.) Benth.

9. 常春藤　*Hedera sinensis* (Tobler) Hand.-Mazz.*[*Hedera nepalensis* K. Koch var. *sinensis* (Tobl.) Rehd.]

10. 刺楸　*Kalopanax septemlobus* (Thunb.) Koidz.

11. 毛叶刺楸 (毛刺楸)　*Kalopanax septemlobus* (Thunb.) Koidz. var. *magnificus* (Zabel.) Hand.-Mazz.

12. 梁王茶　*Metapanax delavayi* (Franch.) J. Wen et Frodin

13. 短柄五加 (倒卵叶五加、藤五加)　*Eleutherococcus brachypus* (Harms) Nakai* [*Acanthopanax brachypus* Harms，*Acanthopanax obovatus* Hoo，*Acanthopanax leucorrhizus* (Oliv.)Harms]

14. 红毛五加 (毛梗红毛五加)　*Eleutherococcus giraldii* (Harms) Nakai * (*Acanthopanax giraldii* Harms；*Acanthopanax giraldii* Harms var. *hispidus* Hoo)

15. 糙叶五加　*Eleutherococcus henryi* Oliv.*[*Acanthopanax henryi* (Oliv) Harms.]

16. 糙叶藤五加　*Eleutherococcus leucorrhizus* Oliv. var. *fulvescens* (Harms et Rehder) Nakai*(*Acanthopanax leuccrrhizus* (Oliv.) Harms var. *fulvescens* Harms)

17. 五加 (细柱五加)　*Eleutherococcus nodiflorus* (Dunn) S. Y. Hu* (*Acanthopanax gracilistylus* W. W. Smith)

18. 刺五加　*Eleutherococcus senticosus* (Rupr. et Maxim.) Maxim.* [*Acanthopanax senticosus* (Rupr. et Maxim.) Harms]

19. 无梗五加 * (短梗五加)　*Eleutherococcus sessiliflorus* (Rupr. et Maxim.) S. Y.

Hu* (*Acanthopanax sessiliflorus* Seem.)

20. 白簕　*Eleutherococcus trifoliatus* (Linn.) S. Y. Hu*[*Acanthopanax trifoliatus* (Linn.) Merr.]

21. 刚毛白簕　*Acanthopanax trifoliatus* (Linn.) Merr. var. *setosus* Li

22. 幌伞枫　*Heteropanax fragrans* (Roxb.ex DC.)Seem

23. 虎刺楤木　*Aralia armata* (Wall.) Seem.

24. 楤木　*Aralia chinensis* Linn.

25. 食用土当归（九眼独活）　*Aralia cordata* Thunb.

26. 黄毛楤木　*Aralia decaisneana* Hance

27. 棘茎楤木　*Aralia echinocaulis* Hand.-Mazz.

28. 辽东楤木*（龙牙楤木、楤木）　*Aralia elata* (Miq.) Seem. (*Aralia mandshurica* Maecim)

29. 柔毛龙眼独活　*Aralia henryi* Harms

30. 甘肃土当归　*Aralia kansuensis* Hoo

31. 西藏土当归*（土当归）　*Aralia tibetana* Hoo

32. 人参　*Panax ginseng* C. A. Mey. (*Panax schinseng* Nees)

33. 竹节参（大叶三七、竹节七、竹节人参）　*Panax japonicus* (T. Nees) C. A. Mey.*[*Panax pseudoginseng* Wall. var. *japonicus* (C. A. Mey.) Hoo et Tseng，*Panax japonicus* C. A. Mey.]

34. 珠子参（大叶三七）　*Panax japonicus* C. A. Mey. var. *major* (Burk.) C. Y. Wu et K. M. Feng[*Panax pseudo-ginseng* Wall. var. *major* (Burkill) Li]

35. 羽叶三七（疙瘩七）　*Panax pseudo-ginseng* Wall. var. *bipinnatifidus* (Seem.) Li* [*Panax japonicus* C. A. Mey. var. *bipinnatifidus* (Seem.) C. Y. Wu et K. M. Feng，*Panax bipinnatifidus* Seem.]

36. 秀丽假人参　*Panax pseudo-ginseng* Wall. var. *elegantier* (Burkill) Hoo et Tseng

37. 三七（参三七）　*Panax notoginseng* (Burkill) F. H. Chen ex C. H. Chow* [*Panax pseudoginseng* Wall. var. *notoginseng* (Burkill) Hoo et Tseng；*Panax pseudoginseng* auct. non Wall.]

38. 西洋参　*Panax quinquefolium* Linn.

一〇九、伞形科 Umbelliferae

1. 天胡荽　*Hydrocotyle sibthorpioides* Lam.

2. 破铜钱（白毛天胡荽）　*Hydrocotyle sibthorpioides* Lam. var. *batrachium* (Hance) Hand.-Mazz. ex Shan

3. 积雪草　*Centella asiatica* (Linn.) Urb.

4. 薄片变豆菜　*Sanicula lamelligera* Hance

5. 迷果芹　*Sphallerocarpus gracilis* (Bess.) K. -Pol.

6. 峨参　*Anthriscus sylvestris* (Linn.) Hoffm.

7. 小窃衣（窃衣）　*Torilis japonica* (Houtt.) DC.［*Torilis anthriscus* (Linn.) Gmel.］

8. 芫荽（香菜、胡荽）　*Coriandrum sativum* Linn.

9. 滇芹　*Meeboldia yunnanensis* (H. Wolff) Constance et F. T. Pu *(Sinodielsia yunnanensis* Wolff)

10. 明党参　*Changium smyrnioides* Wolff

11. 美丽棱子芹*（美丽棱子芥）　*Pleurospermum amabile* Craib. ex . W. W. Smith

12. 西藏棱子芹　*Pleurospermum hookeri* C. B. Clarke var. *thomsonii* C. B. Clarke[*Pleur-ospe-mum tibetanicum* (Turcz.) Schischk.]

13. 宽叶羌活（宽叶羌、川羌活）　*Notopterygium franchetii* H. Boissieu *(Notopt-erygium forbesii* Boiss.)

14. 羌活（裂叶羌活、羌）　*Notopterygium incisum* Ting ex H. T. Chang

15. 柴首　*Bupleurum chaishoui* Shan et Sheh

16. 北柴胡（柴胡）　*Bupleurum chinense* DC.

17. 烟台柴胡　*Bupleurum chinense* DC. f. *vanheuckii* (Muell.-Arg.) Shan et Y. Li

18. 黄花鸭跖柴胡　*Bupleurum commelynoideum* Boiss. var. *flaviflorum* Shan et Y. Li

19. 簇生柴胡　*Bupleurum condensatum* Shan et Y. Li

20. 秦岭柴胡　*Bupleurum longicaule* Wall. ex DC. var. *giraldii* Wolff

21. 马尔康柴胡　*Bupleurum malconense* Shan et Y. Li

22. 竹叶柴胡（膜缘柴胡）　*Bupleurum marginatum* Wall. ex DC.

23. 小柴胡　*Bupleurum hamiltonii* Balakr.*（*Bupleurum tenue* Buch.-Ham. ex D. Don)

24. 窄竹叶柴胡（窄叶竹叶柴胡）　*Bupleurum marginatum* Wall. ex DC. var. *stenophyllum*

(Wolff) Shan et Y. Li

25. 马尾柴胡　*Bupleurum microcephalum* Diels

26. 红柴胡 *（狭叶柴胡、南柴胡）　Bupleurum scorzonerifolium* Willd. (*Bupleurum scorzoneraefolium* Willd.)

27. 兴安柴胡　*Bupleurum sibiricum* Vest

28. 黑柴胡　*Bupleurum smithii* Wolff

29. 小叶黑柴胡　*Bupleurum smithii* Wolff var. *parvifolium* Shan et Y. Li

30. 银州柴胡　*Bupleurum yinchowense* Shan et Y. Li

31. 孜然芹（香旱芹）　*Cuminum cyminum* Linn.

32. 旱芹（芹菜）　*Apium graveolens* Linn.

33. 宽叶毒芹 *（宽裂叶毒芹）　Cicuta virosa* Linn. var. *latisecta* Celak.

34. 阿米糙果芹 *（糙果芹、阿育魏、阿育魏实）　Trachyspermum ammi* (Linn.) Sprague

35. 葛缕子（黄蒿、藏茴香、茴香）　*Carum carvi* Linn.

36. 茴芹 *（突蕨茴芹、茴香、洋茴香）　Pimpinella anisum* Linn.

37. 杏叶茴芹（杏叶防风）　*Pimpinella candolleana* Wight et Arn.

38. 异叶茴芹　*Pimpinella diversifolia* DC.

39. 羊红膻 *（缺刻叶茴芹）　Pimpinella thellungiana* Wolff

40. 泽芹　*Sium suave* Walt.

41. 伊犁岩风　*Libanotis iliensis* (Lipsky) Korov.

42. 宽萼岩风　*Libanotis laticalycina* Shan et Sheh

43. 竹叶西风芹（竹叶防风、竹叶西防风）　*Seseli mairei* Wolff

44. 松叶西风芹（松叶防风）　*Seseli yunnanense* Franch.

45. 水芹　*Oenanthe javanica* (Bl.) DC.

46. 茴香（小茴香）　*Foeniculum vulgare* Mill.

47. 莳萝　*Anethum graveolens* Linn.

48. 蛇床　*Cnidium monnieri* (Linn.) Cuss.

49. 东川芎　*Cnidium officinale* Makino

50. 短片藁本（短裂藁本）　*Ligusticum brachylobum* Franch.

51. 羽苞藁本 *Ligusticum daucoides* (Franch.) Franch.

52. 辽藁本（北藁本） *Ligusticum jeholense* (Nakai et Kitagawa) Nakai et Kitagawa

53. 藁本 *Ligusticum sinense* Oliv.

54. 茶芎 *Ligusticum sinense* Oliv. cv. Chaxong

55. 川芎（芎劳） *Ligusticum sinense* Oliv. cv. Chuanxiong S.H.Qiu et al* (*Ligusticum chuanxiong* Hort.；*Ligusticum wallichii* auct.non Franch.)

56. 芎劳 *Ligusticum striatum* DC.

57. 鞘山芎* (新疆藁本） *Conioselinum vaginatum* (Spreng.) Thell.

58. 短茎古当归 *Archangelica brevicaulis* (Rupr.) Rchb.

59. 东当归* (日本当归） *Angelica acutiloba* (Sieb. et Zucc.) Kitagawa* (*Ligusticum acutilobum* Sieb. et Zucc.)

60. 狭叶当归* (川白芷） *Angelica anomala* Ave-Lall.

61. 重齿当归* (重齿毛当归） *Angelica biserrata* (Shan et Yuan) Yuan et Shan (*Angelica pubescens* Maxim. f. *biserrata* Shan et Yuan)

62. 骨缘当归 *Angelica cartilaginomarginata* (Makino) Nakai var. *foliosa* Yuan et Shan*[*Angelica cartilaginomarginata* (Makino) Nakai]

63. 白芷（兴安白芷） *Angelica dahurica* (Fisch. ex Hoffm.) Benth. et Hook. f. ex Franch. et Sav.

64. 杭白芷 *Angelica dahurica* (Fisch. ex Hoffm.) Benth. et Hook. f. ex Franch. et Sav. cv.Hangbaizhi*(*Angelica dahurica* Benth. et Hook. f. var. *pai-chi* Kimura，Hata et Yen)

65. 台湾独活* (台湾白芷） *Angelica dahurica* (Fisch. ex Hoffm.) Benth. et Hook. f. ex Franch. et Sav. var. *formosana*(de Boiss.) Yen

66. 紫花前胡 *Angelica decursiva* (Miq.) Franch. et Sav. [*Peucedanum decursivum* (Miq.) Maxim.]

67. 拐芹 *Angelica polymorpha* Maxim.

68. 林当归 *Angelica silvestris* Linn.

69. 当归 *Angelica sinensis* (Oliv.) Diels

70. 阿坝当归（法落海） *Angelica apaensis* Shan et Yuan*[*Heracleum apaense* (Shan et Yuan) Shan et T. S. Wang；*Angelica faluohai* C. Y. Wu]

71. 隔山香　*Ostericum citriodorum* (Hance) Yuan et Shan（*Angelica citriodora* Hance）

72. 珊瑚菜　*Glehnia littoralis* Fr. Schmidt ex Miq.

73. 阿魏　*Ferula assafoetida* Linn.

74. 里海阿魏　*Ferula caspica* M. Bieb.

75. 阜康阿魏　*Ferula fukanensis* K. M. Shen

76. 格蓬阿魏　*Ferula galbaniflua* Boissier et Buhse

77. 波斯阿魏　*Ferula persica* Willd

78. 新疆阿魏　*Ferula sinkiangensis* K. M. Shen

79. 臭阿魏　*Ferula teterrima* Kar. et Kir.

80. 竹节前胡　*Peucedanum dielsianum* Fedde ex Wolff

81. 少毛北前胡　*Peucedanum harry-smithii* Fedde ex Wolff var. *subglabrum* (Shan et Sheh) Shan et Sheh

82. 华中前胡　*Peucedanum medicum* Dunn

83. 前胡 *（白花前胡）　*Peucedanum praeruptorum* Dunn

84. 红前胡　*Peucedanum rubricaule* Shan et Sheh

85. 长前胡（川西前胡）　*Peucedanum turgeniifolium* Wolff

86. 川明参　*Chuanminshen violaceum* Sheh et Shan（*Peucedanum szechuanense* T. F. Gao mss.）

87. 渐尖叶独活　*Heracleum acuminatum* Franch.

88. 白亮独活　*Heracleum candicans* Wall. ex DC.

89. 独活（牛尾独活）　*Heracleum hemsleyanum* Diels

90. 思茅独活 *（蒙自白芷、南瓜七）　*Heracleum henryi* Wolff

91. 短毛独活　*Heracleum moellendorffii* Hance

92. 鹤庆独活 *（白云花）　*Heracleum rapula* Franch.

93. 糙独活 *（滇白芷）　*Heracleum scabridum* Franch.

94. 永宁独活　*Heracleum yungningense* Hand.-Mazz.

95. 防风　*Saposhnikovia divaricata* (Trucz.) Schischk.[*Siler divaricatum* Benth. et Hook. f.；*Ledebouriella divaricata* (Turcz.) Hiroe]

96. 野胡萝卜（胡萝卜）　*Daucus carota* Linn.

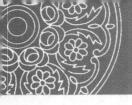

97. 阿莫尼亚胶草　*Dorema ammoniacum* D.Don.

一一〇、山茱萸科 Cornaceae

1. 桃叶珊瑚　*Aucuba chinensis* Benth.
2. 西域青荚叶 *（须弥青荚叶）　Helwingia himalaica* Hook. f. et Thoms. ex C. B. Clarke
3. 青荚叶　*Helwingia japonica* (Thunb.) Dietr
4. 有齿鞘柄木（齿叶叨里木）　*Toricellia angulata* Oliv. var. *intermedia* (Harms) Hu
5. 山茱萸　*Cornus officinalis* Sieb.et Zucc.
6. 头状四照花　*Cornus capitata* Wall.

后生花被亚纲 METACHLAMYDEAE

一一一、鹿蹄草科 Pyrolaceae

1. 鹿蹄草（圆叶鹿蹄草）　*Pyrola calliantha* H. Andr. (*Pyrola rotundifolia* Linn. subsp. *chinensis* H. Andres；*Pyrola rotundifolia* auct.non Linn.)
2. 普通鹿蹄草（卵叶鹿蹄草）　*Pyrola decorata* H. Andr.
3. 长叶鹿蹄草　*Pyrola elegantula* H. Andr.
4. 皱叶鹿蹄草　*Pyrola rugosa* H. Andr.

一一二、杜鹃花科 Ericaceae

1. 宽叶杜香　*Ledum palustre* Linn. var. *dilatatum* Wahl.
2. 烈香杜鹃　*Rhododendron anthopogonoides* Maxim.
3. 毛喉杜鹃　*Rhododendron cephalanthum* Franch.
4. 兴安杜鹃　*Rhododendron dauricum* Linn.
5. 岭南杜鹃 *（紫花杜鹃）　Rhododendron mariae* Hance

6. 照山白　*Rhododendron micranthum* Turcz.

7. 羊踯躅（黄花杜鹃）　*Rhododendron molle* (Blume) G. Don

8. 迎红杜鹃　*Rhododendron mucronulatum* Turcz.

9. 凝毛杜鹃*（凝花杜鹃）　*Rhododendron phaeochrysum* Balf. f. et W. W. Smith var. *agglutinatum* (Balf. f. et Forrest) Chamb. ex Cullen et Chamb.*(*Rhododendron agglutinatum* Balf. f. et Forrest)

10. 樱草杜鹃*（报春状杜鹃）　*Rhododendron primuliflorum* Bur. et Franch.

11. 陇蜀杜鹃*（大板山杜鹃）　*Rhododendron przewalskii* Maxim. (*Rhododendron dabanshanense* Fang et Wang)

12. 毛果杜鹃　*Rhododendron seniavinii* Maxim.

13. 杜鹃（映山红）　*Rhododendron simsii* Planch.

14. 千里香杜鹃*（百里香杜鹃）　*Rhododendron thymifolium* Maxim.

15. 云南金叶子　*Craibiodendron yunnanense* W. W. Smith

16. 芳香白珠*（地檀香）　*Gaultheria fragrantissima* Wall.* (*Gaultheria forrestii* Diels)

17. 毛滇白珠　*Gaultheria leucocarpa* Bl. var. *crenulata* (Kurz) T. Z. Hsu

18. 滇白珠　*Gaultheria leucocarpa* Bl. var. *yunnanensis* (Franch.) T. Z. Hsu et R. C. Fang [*Gaultheria yunnanensis* (Franch.) Rehd.]

19. 南烛*（乌饭树）　*Vaccinium bracteatum* Thunb.

20. 樟叶越桔　*Vaccinium dunalianum* Wight

21. 江南越桔（江南越橘、米饭花）　*Vaccinium mandarinorum* Diels

22. 越桔*（温普乌饭树）　*Vaccinium vitis-idaea* Linn.

23. 缅甸树萝卜　*Agapetes burmanica* W. E. Evans

一一三、紫金牛科 Myrsinaceae

1. 九管血　*Ardisia brevicaulis* Diels

2. 硃砂根*（朱砂根、红凉伞）　*Ardisia crenata* Sims [*Ardisia crenata* Sims var. *bicolor* (Walk.) C. Y. Wu et C. Chen]

3. 百两金　*Ardisia crispa* (Thunb.) A. DC.

4. 走马胎　*Ardisia gigantifolia* Stapf

5. 紫金牛　*Ardisia japonica* (Thunb) Blume

6. 山血丹 *（小罗伞）　Ardisia lindleyana* D. Dietr.* (*Ardisia punctata* Lindl.)

7. 心叶紫金牛　*Ardisia maclurei* Merr.

8. 虎舌红　*Ardisia mamillata* Hance

9. 块根紫金牛　*Ardisia corymbifera* Mez var. *tuberifera* C. Chen (*Ardisia pseudocrispa* Pit.)

10. 九节龙　*Ardisia pusilla* A.DC.

11. 酸藤子　*Embelia laeta* (Linn.) Mez

12. 当归藤　*Embelia parviflora* Wall. ex A. DC.

13. 白花酸藤果（白花酸藤）　*Embelia ribes* Burm. f.

14. 密齿酸藤子 *（矩叶酸藤果）　Embelia vestita* Roxb.* (*Embelia oblongifolia* Hemsl.)

15. 铁仔　*Myrsine africana* Linn.

16. 针齿铁仔 *（齿叶铁仔）　Myrsine semiserrata* Wall.

一一四、报春花科 Primulaceae

1. 虎尾草　*Lysimachia barystachys* Bunge

2. 细梗香草　*Lysimachia capillipes* Hemsl.

3. 过路黄　*Lysimachia christinae* Hance

4. 矮桃（珍珠菜、虎尾珍珠菜）　*Lysimachia clethroides* Duby

5. 临时救 *（聚花过路黄）　Lysimachia congestiflora* Hemsl.

6. 灵香草（零陵香）　*Lysimachia foenum-graecum* Hance

7. 金爪儿　*Lysimachia grammica* Hance

8. 点腺过路黄　*Lysimachia hemsleyana* Maxim.

9. 落地梅（重楼排草）　*Lysimachia paridiformis* Franch.

10. 狭叶落地梅（伞叶排草）　*Lysimachia paridiformis* Franch. var. *stenophylla* Franch. (Lysimachia tnentaoides Hemsel.)

11. 腺药珍珠菜　*Lysimachia stenosepala* Hemsl.

12. 石莲叶点地梅　*Androsace integra* (Maxim.) Hand.-Mazz.

13. 点地梅　*Androsace umbellata* (Lour.) Merr.

14. 小苞报春 *（鳞茎报春）　Primula bracteata* Franch.*(*Primula henrici* Bur. et Franch.)

15. 束花粉报春 *（束花报春）　Primula fasciculata* Balf. f. et Ward

16. 小报春　*Primula forbesii* Franch.

17. 天山报春　*Primula nutans* Georgi* (*Primula sibirica* Jacq.)

18. 钟花报春（锡金报春）　*Primula sikkimensis* Hook.

19. 羽叶点地梅　*Pomatosace filicula* Maxim.

一一五、白花丹科 Plumbaginaceae

1. 白花丹　*Plumbago zeylanica* Linn.

2. 小蓝雪花 *（紫金标）　Ceratostigma minus* Stapf ex Prain

3. 岷江蓝雪花 *（紫金莲）　Ceratostigma willmottianum* Stapf

4. 大叶补血草　*Limonium gmelinii* (Willd.) Kuntze

一一六、柿科 Ebenaceae

1. 岩柿　*Diospyros dumetorum* W. W. Smith

2. 柿　*Diospyros kaki* Thunb.

3. 野柿　*Diospyros kaki* Thunb. var. *silvestris* Makino

一一七、山矾科 Symplocaceae

白檀　*Smplocos paniculata* (Thunb.) Miq.

一一八、安息香科 Styracaceae

1. 安息香 *（安息香树、苏门答腊安息香、苏门答腊安息香树）　Styrax benzoin* Dryand

2. 越南安息香 *（粉背安息香、暹罗安息香、安息香树、白花树、暹罗安息香树、青山安息香）　Styrax tonkinensis* (Pierre) Craib ex Hartw.* （*Styrax hypoglaucus* Perk. ）

一一九、木犀科 Oleaceae

1. 大叶白蜡树　*Fraxinus americana Linn.*var. *juglandifolia* Rehd.

2. 小叶梣*（小叶白蜡树）　*Fraxinus bungeana* DC.

3. 白蜡树（尖叶白蜡树）　*Fraxinus chinensis* Roxb.（*Fraxinus szaboana* Lingelsh.；
Fraxinus chinensis Roxb.var.*acuminata* Lingelsh.）

4. 花曲柳（苦枥白蜡树、尖叶白蜡树）　*Fraxinus chinensis* Roxb. subsp. *rhynchophylla*
(Hance) E. Murray*（*Fraxinus rhynchophylla* Hance）

5. 白枪杆　*Fraxinus malacophylla* Hemsl.

6. 花梣*（甘蜜梣）　*Fraxinus ornus* Linné

7. 宿柱梣*（宿柱白蜡树）　*Fraxinus stylosa* Lingelsh.

8. 朝鲜丁香　*Syringa dilatata* Nakai*

9. 紫丁香（丁香）　*Syringa oblata* Lindl.

10. 朝阳丁香　*Syringa oblata* subsp. *dilatata* (Nakai) P. S. Green et M. C. Chang

11. 羽叶丁香（贺兰山丁香）　*Syringa pinnatifolia* Hemsl.（*Syringa pinnatifolia* Hemsl.var.
alashanensis Ma et S.Q. Zhou）

12. 暴马丁香　*Syringa reticulata* (Blume) H. Hara*[*Syringa reticulata* (Bl.) Hara var.
mandshurica (Maxim.) Hara]

13. 欧丁香*（洋丁香）　*Syringa vulgaris* Linn.

14. 白花欧丁香*（白花洋丁香）　*Syringa vulgaris* Linn. f. *alba* (Weston) Voss

15. 连翘　*Forsythia suspensa* (Thunb.) Vahl

16. 木犀　*Osmanthus fragrans* (Thunb.) Lour.

17. 木犀榄*（洋橄榄、欧橄榄）　*Olea europaea* Linn.

18. 丽叶女贞*（兴山蜡树）　*Ligustrum henryi* Hemsl.

19. 日本女贞（日本毛女贞）　*Ligustrum japonicum* Thunb.*（*Ligustrum japonicum*
Thunb. var. *pubescens* Koidz.）

20. 女贞　*Ligustrum lucidum* Ait.

21. 粗壮女贞（变紫女贞）　*Ligustrum robustum* (Roxb.) Blume*（*Ligustrum purpurascens*
Y. C.Yang）

22. 小蜡*（小蜡树）　*Ligustrum sinense* Lour.

23. 光萼小蜡树　*Ligustrum sinense* var. *myrianthum* (Diels) Hocfk.

24. 扭肚藤　*Jasminum elongatum* (Bergius) Willd. (*Jasminum amplexicaule* Buch-Hum)

25. 素馨花　*Jasminum grandiflorum* Linn.[*Jasminum officinale* Linn. var. *grandiflorum* (Linn.) Kobuski]

26. 清香藤　*Jasminum lanceolarium* Roxb.

27. 迎春花　*Jasminum nudiflorum* Lindl.

28. 素方花　*Jasminum officinale* Linn.

29. 茉莉　*Jasminum sambac* (Linn.) Ait.

一二〇、马钱科 Loganiaceae

1. 吕宋豆（吕宋果、云海马钱）　*Strychnos ignatii* Berg.

2. 马钱子（马钱、番木鳖）　*Strychnos nux-vomica* Linné

3. 长籽马钱*（云南马钱）　*Strychnos wallichiana* Steud. ex DC. (*Strychnos pierriana* A. W. Hill)

4. 蓬莱葛　*Gardneria multiflora* Makino

5. 钩吻　*Gelsemium elegans* (Gardn. et Champ.) Benth.

6. 醉鱼草　*Buddleja lindleyana* Fort.

7. 密蒙花　*Buddleja officinalis* Maxim.

一二一、龙胆科 Gentianaceae

1. 高山龙胆　*Gentiana algida* Pall.

2. 粗茎秦艽　*Gentiana crassicaulis* Duthie ex Burk.

3. 头花龙胆　*Gentiana cephalantha* Franch. ex Hemsl.

4. 菱叶龙胆　*Gentiana cephalantha* Franch. var.*violacea* (H. Sm.) T. Lv. He

5. 达乌里秦艽（小秦艽）　*Gentiana dahurica* Fisch.

6. 甘南秦艽　*Gentiana gannaensis* Y.Wang et Z.C. Lou

7. 全萼秦艽*（全萼龙胆）　*Gentiana lhassica* Burk.

8. 华南龙胆　*Gentiana loureiri* (D. Don) Griseb.

9. 黄龙胆 *（欧龙胆） *Gentiana lutea* Linn.

10. 秦艽 *Gentiana macrophylla* Pall.

11. 大花秦艽 *（大秦艽） *Gentiana macrophylla* Pall. var. *fetissowii* (Regel et Winkl.) Ma et K. C. Hsia

12. 条叶龙胆 *Gentiana manshurica* Kitag.

13. 云雾龙胆 *（青藏龙胆） *Gentiana nubigena* Edgew.* (*Gentiana przewalskii* Maxim.)

14. 岷县龙胆 *（黄花龙胆） *Gentiana purdomii* Marq. [*Gentiana algada* Pall. var. *przewarskii*(Maxim.) Kasnez.]

15. 红花龙胆 *Gentiana rhodantha* Franch. ex Hemsl.

16. 滇龙胆草 *（坚龙胆、滇龙胆） *Gentiana rigescens* Franch. ex Hemsl.

17. 龙胆（龙胆草） *Gentiana scabra* Bunge

18. 麻花艽（麻花秦艽） *Gentiana straminea* Maxim.

19. 大花龙胆 *Gentiana szechenyii* Kantiz.

20. 西藏秦艽 *Gentiana tibetica* King ex Hook. f.

21. 三花龙胆 *Gentiana triflora* Pall.

22. 乌奴龙胆 *Gentiana urnula* H. Smith

23. 蓝玉簪龙胆 *Gentiana veitchiorum* Hemsl.

24. 灰绿龙胆 *Gentiana yokusai* Burk.

25. 双蝴蝶 *Tripterospermum chinense* (Migo) H. Smith* [*Tripterospermum affine* (Wall.) H. Smith]

26. 峨眉双蝴蝶 *（心叶双蝴蝶） *Tripterospermum cordatum* (Marq.) H. Smith

27. 花锚 *Halenia corniculata* (Linn.) Cornaz* (*Halenia sibirica* Borkh.)

28. 椭圆叶花锚（椭叶花锚） *Halenia elliptica* D. Don

29. 扁蕾 *Gentianopsis barbata* (Froel.) Ma

30. 湿生扁蕾（湿生蔴蕾、沼生蔴蕾） *Gentianopsis paludosa* (Hook. f.) Ma

31. 黄秦艽 *（滇黄芩） *Veratrilla baillonii* Franch

32. 辐状肋柱花 *（肋柱花） *Lomatogonium rotatum* (Linn.) Fries ex Nym.

33. 美丽獐牙菜 *Swertia angustifolia* Buch.-Ham. ex D. Don var. *pulchella* (D. Don) Burk.

34. 獐牙菜　*Swertia bimaculata* (Sieb. et Zucc.) Hook. f. et Thoms. ex C. B. Clarke

35. 印度獐牙菜　*Swertia chirayita* (Roxb. ex Flemi)Karsten

36. 普兰獐牙菜　*Swertia ciliate* (D. Don ex G. Don) B. L. Burtt* (*Swertia purpurascens* Wall.)

37. 西南獐牙菜　*Swertia cincta* Burk.

38. 川东獐牙菜（鱼胆草）　*Swertia davidii* Franch.

39. 抱茎獐芽菜　*Swertia franchetiana* H. Smith

40. 毛萼獐牙菜　*Swertia hispidicalyx* Burk.

41. 蒙自獐牙菜*（青叶胆）　*Swertia leducii* Franch.* (*Swertia mileensis* T. N. Ho et W. L. Shi)

42. 大籽獐牙菜　*Swertia macrosperma* (C. B. Clarke) C. B. Clarke

43. 川西獐牙菜　*Swertia mussotii* Franch.

44. 斜茎獐牙菜*（金沙獐芽菜、金沙青叶胆）　*Swertia patens* Burk.

45. 瘤毛獐牙菜（紫花当药）　*Swertia pseudochinensis* Hara

46. 紫红獐芽菜　*Swertia punicea* Hemsl.

一二二、夹竹桃科 Apocynaceae

1. 尖山橙　*Melodinus fusiformis* Champ. ex Benth.

2. 萝芙木（海南萝芙木、云南萝芙木）　*Rauvolfia verticillata* (Lour.) Baill.[*Rauvolfia verticillata* (Lour.) Baill. var. *hainanensis* Tsiang；*Rauvolfia yunnanensis* Tsiang]

3. 链珠藤（春根藤）　*Alyxia sinensis* Champ. ex Benth.

4. 红鸡蛋花　*Plumeria rubra* Linn.

5. 鸡蛋花　*Plumeria rubra* Linn. cv. Acutifolia[*Plumeria rubra* Linn.var. *acutifolia* (Poir.) Bailey]

6. 长春花　*Catharanthus roseus* (Linn.) G. Don

7. 糖胶树（灯台树）　*Alstonia scholaris* (Linn.) R. Br.

8. 尖蕾狗牙花*（海南狗牙花）　*Tabernaemontana bufalina* Lour.* (*Ervatamia hainanensis* Tsiang)

9. 止泻木　*Holarrhena pubescens* Wall. ex G. Don* (*Holarrhena antidysenterica* Wall. ex

A. DC.)

10. 倒吊笔　*Wrightia pubescens* R. Br.

11. 清明花　*Beaumontia grandiflora* Wall.

12. 帘子藤　*Pottsia laxiflora* (Bl.) O. Ktze.

13. 欧洲夹竹桃*（夹竹桃）　*Nerium oleander* Linn.* (*Nerium indicum* Mill.)

14. 羊角拗　*Strophanthus divaricatus* (Lour.) Hook. et Arn.

15. 白麻（大叶白麻、大花罗布麻）　*Apocynum pictum* Schrenk*[*Poacynum hendersonii* (Hook. f.) Woodson]

16. 罗布麻　*Apocynum venetum* Linn.

17. 长节珠　*Parameria laevigata* (Juss.) Moldenke

18. 平脉藤　*Anodendron formicinum* (Tsiang et P. T. Li) D. J. Middl.

19. 络石　*Trachelospermum jasminoides* (Lindl.) Lem.

20. 毛杜仲藤　*Urceola huaitingii* (Chun et Tsiang) D. J. Middleton* (*Parabarium huaitingii* Chun et Tsiang)

21. 杜仲藤　*Urceola micrantha* (Wall. ex G. Don) D. J. Middleton*[*Parabarium micranthum* (A. DC.) Pierre]

22. 红杜仲藤　*Urceola quintaretii* (Pierre) D. J. Middleton (*Parabarium chunianum* Tsiang)

23. 花皮胶藤　*Ecdysanthera utilis* Hay. et Kaw.

24. 酸叶胶藤　*Ecdysanthera rosea* Hook. et Arn.

一二三、萝藦科 Asclepiadaceae

1. 古钩藤　*Cryptolepis buchananii* Roem. et Schult.

2. 暗消藤（马连鞍、马莲鞍）　*Streptocaulon juventas* (Lour.) Merr. (*Streptocaulon griffithii* Hook. f.)

3. 青蛇藤　*Periploca calophylla* (Wight) Falc.

4. 黑龙骨（滇江柳、黑骨头）　*Periploca forrestii* Schltr.

5. 杠柳　*Periploca sepium* Bge.

6. 须药藤　*Stelmatocrypton khasianum* (Benth.) H. Baill.

7. 白首乌（戟叶牛皮消）　*Cynanchum bungei* Decne.

8. 鹅绒藤　*Cynanchum chinense* R. Br.

9. 白薇（直立白薇）　*Cynanchum atratum* Bge.

10. 牛皮消（飞来鹤、耳叶牛皮消）　*Cynanchum auriculatum* Royle ex Wight

11. 白前 *（芫花叶白前）　*Cynanchum glaucescens* (Decne.) Hand.-Mazz

12. 竹灵消　*Cynanchum inamoenum* (Maxim) Loes

13. 华北白前 *老瓜头　*Cynanchum mongolicum* (Maxim.) Hemsl.*(*Cynanchum komarovii* Ai. Iljinski)

14. 青羊参（青阳参）　*Cynanchum otophyllum* Schneid. (*Cynanchum otophyllum* C. K. Schneider)

15. 徐长卿　*Cynanchum paniculatum* (Bunge) Kitagawa

16. 柳叶白前　*Cynanchum stauntonii* (Decne.) Schltr. ex Lévl.*[*Cynanchum stauntonii*(Decne.) Hand.-Mazz.]

17. 地梢瓜　*Cynanchum thesioides* (Freyn) K. Schum.

18. 变色白前 *（蔓生白薇）　*Cynanchum versicolor* Bunge

19. 昆明杯冠藤 *（断节参）　*Cynanchum wallichii* Wight

20. 萝藦（萝藤）　*Metaplexis japonica* (Thunb.) Makino

21. 匙羹藤　*Gymnema sylvestre* (Retz.) Schult.

22. 通光散 *（通关藤、通光藤）　*Marsdenia tenacissima* (Roxb.) Wight et Arn.

23. 球兰　*Hoya carnosa* (Linn. f.) R. Br.

24. 苦绳　*Dregea sinensis* Hemsl.

25. 南山藤　*Dregea volubilis* (Linn. f.) Benth. ex Hook. f.

26. 圆叶娃儿藤　*Tylophora rotundifolia* Buch.-Ham. ex Wight* (*Tylophora trichophylla* Tsiang)

27. 云南娃儿藤　*Tylophora yunnanensis* Schlechter

一二四、旋花科 Convolvulaceae

1 马蹄金　*Dichondra micrantha* Urb. (*Dichondra repens* Forst.)

2. 土丁桂　*Evolvulus alsinoides* (Linn.) Linn.

3. 丁公藤　*Erycibe obtusifolia* Benth.

4. 光叶丁公藤 *Erycibe schmidtii* Craib

5. 打碗花 *（胶旋花） *Calystegia hederacea* Wall.ex.Roxb.*（*Convovulus scammonia* Linn.）

6. 田旋花 *Convolvulus arvensis* Linn.

7. 篱栏网（鱼黄草） *Merremia hederacea* (Burm. F.) Hall. f.

8. 山土瓜 *Merremia hungaiensis* (Lingelsh. et Borza) R.C.Fang.

9. 盒果藤 *Operculina turpethum* (Linn.) S. Manso

10. 番薯（甘薯） *Ipomoea batatas* (Linn.) Lam.

11. 泻净番薯（泻根） *Ipomoea purga* Hayne.

12. 丁香茄（华佗豆） *Ipomoea turbinata* Lag.*[*Calonyction muricatum* (Linn.) G. Don]

13. 牵牛（裂叶牵牛） *Ipomoea nil* (Linn.) Roth*[*Pharbitis nil* (Linn.) Choisy；*Ipomoea hederacea* auct.non Jacq.]

14. 圆叶牵牛（毛牵牛） *Ipomoea purpurea* (Linn.) Roth*[*Pharbitis purpurea* (Linn.) Voigt]

15. 白鹤藤 *Argyreia acuta* Lour.

16. 东京银背藤 *（白花银背藤） *Argyreia pierreana* Bois*[*Argyreia seguinii* (Lévl.) Vant. ex Lévl.]

17. 南方菟丝子 *Cuscuta australis* R. Br.

18. 菟丝子 *Cuscuta chinensis* Lam.

19. 金灯藤（大菟丝子） *Cuscuta japonica* Choisy

一二五、紫草科 Boraginaceae

1. 破布木 *Cordia dichotoma* Forst.f.

2. 紫草 *Lithospermum erythrorhizon* Sieb. et Zucc.

3. 梓木草 *Lithospermum zollingeri* DC.

4. 软紫草 *（新疆紫草） *Arnebia euchroma* (Royle) Johnst[*Macrotomia euchroma* (Royle) Pauls.]

5. 黄花软紫草 *（假紫草、黄花紫草、内蒙紫草） *Arnebia guttata* Bge.

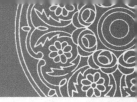

6. 密花滇紫草 *Onosma confertum* W. W. Smith

7. 露蕊滇紫草 *Onosma exsertum* Hemsl.

8. 长花滇紫草（藏紫草） *Onosma hookeri* Clarke. var. *longiflorum* Duthie ex Stapf

9. 细花滇紫草 *Onosma hookeri* C. B. Clarke

10. 滇紫草 *Onosma paniculatum* Bur. et Franch.

11. 蓝蓟 *Echium vulgare* Linn.

12. 牛舌草*（意大利牛舌草） *Anchusa italica* Retz.

13. 石生齿缘草 *Eritrichium pauciflorum* (Ledeb.) DC.*[*Eritrichium rupestre* (Pall.) Bunge]

14. 异刺鹤虱*（东北鹤虱） *Lappula heteracantha* (Ledeb.) Gurke (*Lappula echinata* Gilib. var. *heteracantha* O. Ktze.)

15. 蒙古鹤虱 *Lappula intermedia* (Ledeb.) M. Pop.

16. 鹤虱 *Lappula myosotis* V. Wolf* (*Lappula echinata* Gilib.)

17. 斑种草 *Bothriospermum chinense* Bge.

18. 琉璃草（锡兰琉璃草） *Cynoglossum furcatum* Wall.[*Cynoglossum zeylanicum* (Vahl) Thunb.]

19. 小花琉璃草 *Cynoglossum lanceolatum* Forssk.

20. 红花琉璃草*（药用倒提壶） *Cynoglossum officinale* Linn.

一二六、马鞭草科 Verbenaceae

1. 马鞭草 *Verbena officinalis* Linn.

2. 马缨丹 *Lantana camara* Linn.

3. 紫珠 *Callicarpa bodinieri* Lévl.

4. 白棠子树 *Callicarpa candicans* (Burm. f.) Hochr.

5. 华紫珠 *Callicarpa cathayana* H. T. Chang

6. 杜虹花 *Callicarpa formosana* Rolfe (*Callicarpa pedunculata* R. Br.)

7. 老鸦糊 *Callicarpa giraldii* Hesse ex Rehd.[*Callcarpa bodinieri* Lévl var. *giraldii*(Rehd.) Rehd.]

8. 全缘叶紫珠 *Callicarpa integerrima* Champ.

9. 广东紫珠　*Callicarpa kwangtungensis* Chun

10. 尖尾枫　*Callicarpa longissima* (Hemsl.) Merr.

11. 大叶紫珠　*Callicarpa macrophylla* Vahl

12. 裸花紫珠　*Callicarpa nudiflora* Hook. et Arn

13. 红紫珠　*Callicarpa rubella* Lindl.

14. 黄毛豆腐柴　*Premna fulva* Craib

15. 豆腐柴　*Premna microphylla* Turcz.

16. 云南石梓　*Gmelina arborea* Roxb.

17. 黄荆（牡荆）　Vitex *negundo* Linn.

18. 牡荆　*Vitex negundo* Linn. var. *cannabifolia* (Sieb. et Zucc.) Hand.-Mazz. [*Vitex cannabifolia* Sieb. et Zucc.]

19. 荆条　*Vitex negundo* Linn. var. *heterophylla* (Franch.) Rehd.

20. 山牡荆　*Vitex quinata* (Lour.) Will.

21. 单叶蔓荆　*Vitex rotundifolia* Linn. f. (*Vitex trifolia* Linn. var. *simplicifolia* Cham.)

22. 蔓荆　*Vitex trifolia* Linn.

23. 臭牡丹　*Clerodendrum bungei* Steud. (*Clerodendron bungei* Steud)

24. 臭茉莉　*Clerodendrum chinense* (Osbeck) Mabb. var. *simplex* (Moldenke) S. Linn. Chen[*Clerodendron fragrans* Vent.；*Clerodendrum philippinum* Schauer var. *simplex* Moldenke；*Clerodendrum fragrans*(Vent.) Willd.]

25. 大青　*Clerodendrum cyrtophyllum* Turcz.

26. 白花灯笼　*Clerodendrum fortunatum* Linn. * (*Clerodendron fortunatum* Linn.)

27. 赪桐　*Clerodendrum japonicum* (Thunb.) Sweet [*Clerodendron japonicum* (Thunb.) Sweet]

28. 三对节　*Clerodendrum serratum* (Linn.) Spreng.

29. 海州常山（臭梧桐）　*Clerodendrum trichotomum* Thunb.

30. 滇常山　*Clerodendrum yunnanense* Hu ex Hand.-Mazz.

31. 灰毛莸　*Caryopteris forrestii* Diels

32. 兰香草　*Caryopteris incana* (Thunb.) Miq.

一二七、唇形科 Labiatae

1. 灰白香科　*Teucrium polium* Linn.

2. 九味一枝蒿　*Ajuga bracteosa* Wall. ex Benth.

3. 金疮小草（筋骨草）　*Ajuga decumbens* Thunb.

4. 痢止蒿　*Ajuga forrestii* Diels

5. 白苞筋骨草　*Ajuga lupulina* Maxim.

6. 美花圆叶筋骨草　*Ajuga ovalifolia* Bur. et Franch. var. *calantha* (Diels ex Limpricht) C.Y.Wu et C.Chen

7. 滇黄芩 *（西南黄芩）　*Scutellaria amoena* C. H. Wright

8. 黄芩　*Scutellaria baicalensis* Georgi

9. 半枝莲（半支莲）　*Scutellaria barbata* D. Don

10. 连翘叶黄芩　*Scutellaria hypericifolia* Lévl.

11. 韩信草 *（向天盏）　*Scutellaria indica* Linn.

12. 甘肃黄芩　*Scutellaria rehderiana* Diels

13. 并头黄芩　*Scutellaria scordifolia* Fisch. ex Schrank

14. 展毛韧黄芩　*Scutellaria tenax* W. W. Smith var. *patentipilosa* (Hand.-Mazz.) C. Y. Wu

15. 粘毛黄芩（黄花黄芩）　*Scutellaria viscidula* Bge.

16. 薰衣草（狭叶薰衣草）　*Lavandula angustifolia* Mill.

17. 夏至草　*Lagopsis supina* (Steph) IK.-Gal.

18. 藿香（土藿香）　*Agastache rugosa* (Fisch. et Mey.) O. Ktze.

19. 藏荆芥　*Nepeta hemsleyana* Oliv. ex Prain *[*Nepeta angustifolia* C. Y. Wu]

20. 裂叶荆芥 *（荆芥）　*Nepeta tenuifolia* Benth. *[*Schizonepeta tenuifolia* (Benth.) Briq.]

21. 活血丹　*Glechoma longituba* (Nakai) Kupr.

22. 圆叶扭连钱 *（西藏扭连钱）　*Marmoritis rotundifolia* Bentham*[*Phyllophyton tibeticum* (Jacq.) C. Y. Wu]

23. 白花枝子花 *（异叶青兰）　*Dracocephalum heterophyllum* Benth.

24. 全叶青兰　*Dracocephalum integrifolium* Bunge

25. 香青兰　*Dracocephalum moldavica* Linn.

26. 毛建草 *（岩青兰）　*Dracocephalum rupestre* Hance

27. 甘青青兰（甘青青蓝）　*Dracocephalum tanguticum* Maxim.

28. 山菠菜　*Prunella asiatica* Nakai

29. 硬毛夏枯草 *（刚毛夏枯草）　*Prunella hispida* Benth.

30. 夏枯草　*Prunella vulgaris* Linn.

31. 绣球防风　*Leucas ciliata* Benth.

32. 白绒草　*Leucas mollissima* Wall

33. 块根糙苏　*Phlomis tuberosa* Linn.

34. 螃蟹甲 *（西藏糙苏、藏糙苏）　*Phlomis younghusbandii* Mukerj.* (*Phlomis kawaguchii* Murata)

35. 糙苏　*Phlomis umbrosa* Turez.

36. 绉面草　*Leucas zeylanica* (Linn.) R. Br.

37. 脓疮草 *（白龙昌菜）　*Panzerina lanata* (Linn.) Sojá var. *alaschanica* Kupr. H. W. Li*(*Panzeria alaschanica* Kupr.)

38. 独一味　*Lamiophlomis rotata* (Benth.) Kudo

39. 白花益母草　*Leonurus artemisia* (Laur.) S. Y. Hu var. *albiflorus* (Migo) S. Y. Hu *(*Leonurus heterophyllus* Sweet f. *leucathus* auct. non C. Y. Wu et H. W. Li）

40. 益母草　*Leonurus japonicus* Houtt. [*Leonurus artemisia* (Lour.) S. Y. Hu；*Leonurus heterophyllus* Sweet]

41. 细叶益母草　*Leonurus sibiricus* Linn.

42. 突厥益母草 *（新疆益母草）　*Leonurus turkestanicus* V. Krecz et Kurp.

43. 绵参（绵毛参）　*Eriophyton wallichii* Benth.

44. 地蚕　*Stachys geobombycis* C. Y. Wu

45. 白毛火把花　*Colquhounia vestita* Wall.

46. 广防风　*Anisomeles indica* (Linn.) Kuntze *[*Epimeredi indica* (Linn.) Rothm.]

47. 南丹参　*Salvia bowleyana* Dunn

48. 绒毛栗色鼠尾草 *（绒毛鼠尾草）　*Salvia castanea* Diels.f. *tomentosa* Stib.

49. 华鼠尾草（华鼠尾、紫参）　*Salvia chinensis* Benth.

50. 鼠尾草　*Salvia japonica* Thunb.

51. 丹参　*Salvia miltiorrhiza* Bunge

52. 白花丹参　*Salvia miltiorrhiza* Bunge f. *alba* C. Y. Wu et H. W. Li

53. 荔枝草　*Salvia plebeia* R. Br.

54. 红根草 *(黄埔鼠尾草)*　*Salvia prionitis* Hance

55. 甘西鼠尾草 *(高原丹参)*　*Salvia przewalskii* Maxim.

56. 褐毛甘西鼠尾草 *(大紫丹参)*　*Salvia przewalskii* Maxim. var. *mandarinonum* (Diels) Stib.

57. 佛光草 *(蔓茎鼠尾草)*　*Salvia substolonifera* Stib.

58. 云南鼠尾草 *(滇丹参)*　*Salvia yunnanensis* C. H. Wright

59. 迷迭香　*Rosmarinus officinalis* Linn.

60. 新塔花　*Ziziphora bungeana* Juz.

61. 芳香新塔花　*Ziziphora clinopodioides* Lam.*

62. 蜜蜂花　*Melissa axillaris* (Benth.) Bakh. f.

63. 姜味草　*Micromeria biflora* (Buch.-Ham. ex D. Don) Benth.

64. 风轮菜　*Clinopodium chinense* (Benth.) O.Ktze.

65. 邻近风轮菜 *(光风轮)*　*Clinopodium confine* (Hance) O. Ktze.

66. 细风轮菜　*Clinopodium gracile* (Benth.) Matsum

67. 灯笼草 *(荫风轮)*　*Clinopodium polycephalum* (Vaniot) C. Y. Wu et Hsuan ex Hsuan

68. 硬尖神香草　*Hyssopus cuspidatus* Boriss.

69. 欧牛至 *(马郁兰)*　*Origanum majorana* Linn.

70. 牛至　*Origanum vulgare* Linn.

71. 百里香　*Thymus mongolicus* Ronn.

72. 地椒 *(五脉地椒)*　*Thymus quinquecostatus* Celak.

73. 展毛地椒 *(兴凯百里香)*　*Thymus quinquecostatus* Celak. var. *przewalskii* (Kom.) Ronn. *[*Thymus przewalskii* (Kom.) Nakai]

74. 麝香草　*Thymus vulgaris* Linné*

75. 野薄荷　*Mentha arvensis* Linn. var. *piperascens* Malinv.

76. 薄荷 *(苏薄荷)*　*Mentha canadensis* Linn. (*Mentha haplocalyx* Briq.；*Mentha*

arvensis auct. non Linné)

77. 东北薄荷　*Mentha sachalinensis* (Briq.) Kudo

78. 留兰香（绿薄荷）　*Mentha spicata* Linn.

79. 地笋 *（地瓜儿苗）　Lycopus lucidus* Turczaninow ex Bentham

80. 硬毛地笋 *（毛叶地瓜儿苗、毛地瓜苗）　Lycopus lucidus* Turcz. var. *hirtus* Regel

81. 紫苏（白苏）　*Perilla frutescens* (Linn.) Britt.

82. 野 生 紫 苏 *（野 紫 苏）　Perilla frutescens* (Linn.)Britt. var.*acuta* (Thunb.) Kudo*[Perilla frutescens*(Linn.)Britt.var. *purpurascens* (Hayata.) H. W. Li]

83. 回回苏 *（皱紫苏）　Perilla frutescens* (Linn.) Britt. var. *crispa* (Thunb.) Hand.-Mazz.

84. 石香薷　*Mosla chinensis* Maxim.

85. 江香薷　*Mosla chinensis* Maxim. cv. Jiangxiangru（*Mosla chinensis* "Jiangxiangru"）

86. 小鱼仙草　*Mosla dianthera* (Buch.-Ham.) Maxim.

87. 石 荠 苎 *（石 荠 宁）　Mosla scabra* (Thunb.) C. Y. WU et H. WU Li [*Mosla punctulata* (J. F. Gmel.) Nakai；*Orthodon scaber* (Thunb.) Hand.-Mazz.]

88. 苏州荠苎 *（苏州荠苧）　Mosla soochowensis* Matsuda

89. 四方蒿　*Elsholtzia blanda* Benth.

90. 东紫苏　*Elsholtzia bodinieri* Vaniot

91. 香薷　*Elsholtzia ciliata* (Thunb.) Hyland.

92. 吉龙草　*Elsholtzia communis* (Coll. et Hemsl.) Diels

93. 密花香薷（萼果香薷）　*Elsholtzia densa* Benth. (*Elscholtzia calycocarpa* Diels.)

94. 毛穗香薷　*Elsholtzia eriostachya* Benth.

95. 野苏子 *（黄花香薷）　Elsholtzia flava* (Benth.) Benth.

96. 鸡骨柴　*Elsholtzia fruticosa* (D. Don) Rehd.

97. 海 州 香 薷　*Elsholtzia splendens* Nakai ex F.Maekawa (*Elsholtzia haichowensis* Sun)

98. 大黄药　*Elsholtzia penduliflora* W. W. Smith

99. 野拔子（皱叶香薷）　*Elsholtzia rugulosa* Hemsl.

100. 香薷状香简草 *（香薷状霜柱）　Keiskea elsholtzioides* Merr.

101. 广藿香　*Pogostemon cablin* (Blanco) Benth.

102. 羽萼木　*Colebrookea oppositifolia* Smith

103. 山香　*Hyptis suaveolens* (Linn.) Poit.

104. 排草香（排香草、香排草）　*Anisochilus carnosus* (Linn. f.) Benth. et Wall

105. 香 茶 菜　*Isodon amethystoides* (Bentham) H. Hara*[*Rabdosia amethystoides* (Benth) Hara]

106. 毛萼香茶菜　*Isodon eriocalyx* (Dunn) Kudo *[*Rabdosia eriocalyx* (Dunn) Hara]

107. 线纹香茶菜　*Isodon lophanthoides* (Buch.-Ham. ex D. Don) H. Hara [*Isodon striatus* (Benth.) Kudo]

108. 狭基线纹香茶菜　*Isodon lophanthoides* (Buch.-Ham. ex D. Don) H. Hara var. *gerardiana* (Benth.) Hara *[*Isodon lophanthoides* (Buch.-Ham. ex D.Don) Hara var. *gerardianus* (Benth.) Hara]

109. 细花线纹香茶菜*（纤花香茶菜）　*Isodon lophanthoides* (Buch. -Ham. ex D. Don) H. Hara var. *graciliflorus* (Bentham) H. Hara* [*Rabdosia lophanthoides* (Buch.-Ham. ex D. Don) Hara var. *graciliflora* (Benth.) Hara]

110. 大萼香茶菜　*Isodon macrocalyx* (Dunn) Kudo* [*Rabdosia macrocalyx* (Dunn) Hara]

111. 川藏香茶菜　*Isodon pharicus* (Prain) Murata* (*Rabdosia pseudo-irrorata* C. Y. Wu)

112. 碎米桠　*Isodon rubescens* (Hemsl.) H. Hara* [*Rabdosia rubescens* (Hemsl.) Hara]

113. 溪黄草　*Isodon serra* (Maximowicz) Kudô

114. 牛尾草　*Isodon ternifolius* (D. Don) Kudô

115. 毛喉鞘蕊花　*Coleus forskohlii* (Willd.) Briq.

116. 凉粉草　*Mesona chinensis* Benth.

117. 罗勒　*Ocimum basilicum* Linn.

118. 疏柔毛罗勒*（毛罗勒）　*Ocimum basilicum* Linn. var. *pilosum* (Willd.) Benth

119. 丁香罗勒　*Ocimum gratissimum* Linn.

120. 毛叶丁香罗勒　*Ocimum gratissimum* Linn.var. *suave* (Willd.) Hook.

121. 鸡脚参　*Orthosiphon wulfenioides* (Diels) Hand.-Mazz.

122. 肾茶（猫须草）　*Clerodendranthus spicatus* (Thunberg) C. Y. Wu ex H. W. Li

一二八、茄科 Solanaceae

1. 宁夏枸杞　*Lycium barbarum* Linn.

2. 枸杞　*Lycium chinense* Mill.

3. 北方枸杞　*Lycium chinense* Mill. var. *potaninii* (Pojark) A. M. Lu

4. 截萼枸杞　*Lycium trumcatum* Y. C. Wang

5. 颠茄　*Atropa belladonna* Linn.

6. 东莨菪　*Scopolia japonica* Maximowicz

7. 三分三　*Anisodus acutangulus* C. Y. Wu et C. Chen ex C. Chen et C. L. Chen

8. 赛莨菪 *（七厘散、小赛莨菪）　*Anisodus carniolicoides* (C. Y. Wu et C. Chen) D'Arcy et Z. Y. Zhang* (*Scopolia carniolicoides* C. Y. Wu et C. Chen；*Scopolia carniolicoides* C. Y. Wu et C. Chen var. *dentata* C. Y. Wu et C. Chen)

9. 铃铛子 (丽江山莨菪)　*Anisodus luridus* Link et Otto [*Anisodus acutangulus* C. Y. Wu et C. Chen var. *fischerianus* (Pascher) C. Y. Wu et C. Chen；*Anisodus luridus* Link et Otto var. *fischerianus* (Pascher) C. Y. Wu et C. Chen]

10. 山莨菪 (唐古特莨菪)　*Anisodus tanguticus* (Maxim.) Pascher

11. 天蓬子　*Atropanthe sinensis* (Hemsl.) Pascher

12. 马尿泡 (唐古特马尿泡)　*Przewalskia tangutica* Maxim.[*Przewalskia shebbearei* (C. E. Hischer) Kuang.]

13. 天仙子 (莨菪)　*Hyoscyamus niger* Linn.

14. 漏斗泡囊草　*Physochlaina infundibularis* Kuang

15. 泡囊草　*Physochlaina physaloides* (Linn.) G.Don

16. 酸浆　*Physalis alkekengi* Linn.

17. 挂金灯 (酸浆)　*Physalis alkekengi* Linn. var. *franchetii* (Mast.) Makino

18. 苦蘵　*Physalis angulata* Linn.

19. 灯笼果　*Physalis peruviana* Linn.

20. 辣椒 (小米辣)　*Capsicum annuum* Linn. (*Capsicum frutescens* auct. non Linn.*)

21. 少花龙葵　*Solanum americanum* Mill.

22. 牛茄子* (刺茄)　*Solanum capsicoides* Allioni

23. 刺天茄　*Solanum indicum* Linn. (*Solanum violaceum* Ortega.)

24. 茄 (白茄、大圆茄)　*Solanum melongena* Linn.* (*Solanum melongena* Linn. var. *esculentum* Nees.)

25. 白英* (排风藤)　*Solanum lyratum* Thunb.* (*Solanum cathayanum* Wu et Huang.)

26. 龙葵　*Solanum nigrum* Linn.

27. 青杞　*Solanum septemlobum* Bunge

28. 旋花茄　*Solanum spirale* Roxb.

29. 水茄（金纽扣）　*Solanum torvum* Swartz.

30. 阳芋*（马铃薯）　*Solanum tuberosum* Linn.

31. 假烟叶树　*Solanum verbascifolium* Linn.*（*Solanum erianthum* D. Don)

32. 牛茄子（紫刺花茄）　*Solanum surattense* Burm. f.

33. 黄果茄　*Solanum xanthocarpum* Schrad. et Wendl.

34. 毛曼陀罗　*Datura innoxia* Mill

35. 洋金花*（白曼陀罗、白花曼陀罗）　*Datura metel* Linn.

36. 曼陀罗　*Datura stramonium* Linn. (*Datura tatula* Linn.)

一二九、玄参科 Scrophulariaceae

1. 毛蕊花　*Verbascum thapsus* Linn.

2. 来江藤　*Brandisia hancei* Hook. f.

3. 白花泡桐（泡桐）　*Paulownia fortunei* (Seem.) Hemsl.

4. 毛泡桐*（锈毛泡桐）　*Paulownia tomentosa* (Thunb.) Steud.

5. 齿叶玄参　*Scrophularia dentata* Royle ex Benth.

6. 玄参　*Scrophularia ningpoensis* Hemsl.

7. 野甘草　*Scoparia dulcis* Linn.

8. 毛麝香（毛射香）　*Adenosma glutinosum* (Linn.) Druce

9. 球花毛麝香　*Adenosma indianum* (Lour.) Merr.

10. 紫苏草　*Limnophila aromatica* (Lam.) Merr.

11. 肉果草　*Lancea tibetica* Hook. f. et Hsuan

12. 苦玄参　*Picria felterrae* Lour.

13. 长叶毛地黄　*Digitalis lanata* Ehrh

14. 毛地黄（洋地黄、紫花洋地黄、紫花毛地黄）　*Digitalis purpurea* Linn.

15. 地黄　*Rehmannia glutinosa* (Gaetn.) Libosch. ex Fisch. et Mey.

16. 库洛胡黄连　*Picrorhiza kurrooa* Royle ex Benth.

17. 胡黄连*（西藏胡黄连）　*Neopicrorhiza scrophulariiflora* (Pennell) D. Y. Hong*
    (*Picrorhiza scrophulariiflora* Pennell)

18. 爬岩红　*Veronicastrum axillare* (Sieb. et Zucc.) Yamazaki

19. 宽叶腹水草　*Veronicastrum latifolium* (Hemsl.) Yamazaki

20. 草本威灵仙　*Veronicastrum sibiricum* (Linn.) Pennell

21. 腹水草　*Veronicastrum stenostachyum* (Hemsl.) Yamazaki

22. 毛叶腹水草　*Veronicastrum villosulum* (Miq.) Yamazaki

23. 北水苦荬　*Veronica anagallis-aquatica* Linn.

24. 长果婆婆纳　*Veronica ciliata* Fisch.

25. 矮小婆婆纳 *（拉萨长果婆婆纳）　*Veronica ciliata* Fisch. subsp. *cephaloides* (Pennell) Hong (*Veronica nana* Pennell)

26. 毛果婆婆纳　*Veronica eriogyne* H. Winkl.

27. 蚊母草　*Veronica peregrina* Linn.

28. 水苦荬　*Veronica undulata* Wall.* (*Veronica anagallis* Linn.)

29. 水　蔓　菁　*Pseudolysimachion linariifolium* (Pall. ex Link) T. Yamaz. subsp. *dilatatum* (Nakai et Kitag.) D. Y. Hong* [*Veronica linariifolia* Pall. ex Link subsp. *dilatata* (Nakai et. Kitag.) Hong]

30. 革叶兔耳草（革叶洪连）　*Lagotis alutacea* W. W. Smith

31. 短筒兔耳草（短管兔耳草）　*Lagotis brevituba* Maxim

32. 短穗兔耳草　*Lagotis brachystachya* Maxim.

33. 兔耳草（洪连）　*Lagotis glauca* Gaertn.

34. 全缘兔耳草（全缘洪连）　*Lagotis integra* W. W. Smith

35. 黑蒴　*Melasma arvense* (Benth.) Hand.-Mazz

36. 黑草 *（鬼羽箭）　*Buchnera cruciata* Hamilt.

37. 独脚金　*Striga asiatica* (Linn.) O. Kuntze

38. 细裂叶松蒿　*Phtheirospermum tenuisectum* Bur. et Franch.

39. 极丽马先蒿　*Pedicularis decorissima* Diels

40. 长花马先蒿　*Pedicularis longiflora* Rudolph

41. 管状长花马先蒿 *（斑唇马先蒿）　*Pedicularis longiflora* Rudolph var. *tubiformis* (Klortz) Tsoong

42. 藓生马先蒿　*Pedicularis muscicola* Maxim.

43. 奥氏马先蒿 *（欧氏马先蒿）　*Pedicularis oliveriana* Prain

44. 返顾马先蒿　*Pedicularis resupinata* Linn.

45. 阴行草　*Siphonostegia chinensis* Benth.

46. 沙氏鹿茸草 *（鹿茸草、绵毛鹿茸草、白毛鹿茸草）　*Monochasma savatieri* Franch. ex Maxim.

47. 达乌里芯芭（大黄花）　*Cymbaria dahurica* Linn.

一三〇、紫葳科 Bignoniaceae

1. 木蝴蝶　*Oroxylum indicum* (Linn.) Kurz
2. 梓　*Catalpa ovata* G. Don
3. 凌霄*（紫葳）　*Campsis grandiflora* (Thunb.) Schum.
4. 厚萼凌霄（美洲凌霄）　*Campsis radicans* (Linn.) Seem.
5. 两头毛（毛子草）　*Incarvillea arguta* (Royle) Royle
6. 密生波罗花*（全缘角蒿、密花角蒿）　*Incarvillea compacta* Maxim.
7. 角蒿　*Incarvillea sinensis* Lam.

一三一、胡麻科 Pedaliaceae

芝麻（脂麻、胡麻）　*Sesamum indicum* Linn.

一三二、列当科 Orobanchaceae

1. 丁座草　*Boschniakia himalaica* Hook. f. et Thoms.
2. 肉苁蓉　*Cistanche deserticola* Y. C. Ma
3. 盐生肉苁蓉（草苁蓉）　*Cistanche salsa* (C.A.Mey.) G. Beck.
4. 管花肉苁蓉　*Cistanche tubulosa* (Schenk) Wight
5. 分枝列当　*Orobanche aegyptiaca* Pers.
6. 列当（紫花列当）　*Orobanche coerulescens* Steph.
7. 黄花列当　*Orobanche pycnostachya* Hance

一三三、苦苣苔科 Gesneriaceae

1. 西藏珊瑚苣苔*（石胆草、石花、扁叶珊瑚盘）　*Corallodiscus lanuginosus* (Wall. ex A. DC.) B. L. Burtt* [*Corallodiscus cordatulus* (Craib) Burtt；*Corallodiscus flabellatus* (Franch.) Burtt]
2. 卷丝苣苔*（卷丝苦苣苔）　*Corallodiscus kingianus* (Craib) Burtt
3. 崀岗唇柱苣苔*（红药）　*Chirita longgangensis* W. T. Wang* (*Chirita longgangensis* W. T. Wang var. *hongyao* S. Z. Huang)
4. 吊石苣苔（石吊兰）　*Lysionotus pauciflorus* Maxim.

一三四、爵床科 Acanthaceae

1. 山牵牛*（大花山牵牛）　*Thunbergia grandiflora* (Rottl. ex Willd.) Roxb.

2. 刺苞老鼠簕　*Acanthus leucostachyus* Wall. ex Nees

3. 地皮消　*Pararuellia delavayana* (Baill.) E. Hossain

4. 大花水蓑衣　*Hygrophila megalantha* Merr.

5. 水蓑衣　*Hygrophila salicifolia* (Vahl) Nees

6. 板蓝*（马蓝）　*Strobilanthes cusia* (Nees) Kuntze*[*Baphicacanthus cusia* (Nees) Bremek.]

7. 腺毛马蓝　*Strobilanthes forrestii* Diels

8. 日本黄猄草*（垂序马兰）　*Strobilanthes japonica* (Thunb.) Miq.*（*Strobilanthes japonicus Miq.*)

9. 琴叶马蓝*（耒膝马蓝、尾膝马蓝）　*Strobilanthes nemorosa* Benoist[*Pteracanthus nemorosus* (R. Ben) C.Y. Wu et C. C. Hu；*Strobilanthes nemorosus* R. Ben]

10. 菜头肾　*Strobilanthes sarcorrhiza* (C. Ling) C. Z. Cheng ex Y. F. Deng et N. H. Xia*（*Championella sarcorrhiza* C. Ling)

11. 糯米香　*Strobilanthes tonkinensis* Lindan*（*Semnostachya menglaensis* H. P. Tsui)

12. 穿心莲　*Andrographis paniculata* (Burm. f.) Nees

13. 火焰花　*Phlogacanthus curviflorus* (Wall.) Ness

14. 狗肝菜　*Dicliptera chinensis* (Linn.) Juss.

15. 九头狮子草　*Peristrophe japonica* (Thunb.) Bremek.

16. 鳄嘴花　*Clinacanthus nutans* (Burm. f.) Lindau

17. 灵枝草　*Rhinacanthus nasutus* (Linn.) Kurz

18. 鸭嘴花　*Justicia adhatoda* Linn.*（*Adhatoda vasica* Nees)

19. 小驳骨　*Justicia gendarussa* Linn. f.*（*Gendarussa vulgaris* Nees)

20. 爵床　*Justicia procumbens* Linn.[*Rostellularia procumbens* (Linn.) Nees]

21. 黑叶小驳骨*（黑叶接骨草、大驳骨、黑叶爵床）　*Justicia ventricosa* Wall. ex Sims.[*Gendarussa ventricosa* (Wall.) Nees]

一三五、车前科 Plantaginaceae

1. 对叶车前*（蚤状车前）　*Plantago arenaria* Waldst. et Kit.*（*Plantago psyllium* Linn.)

2. 车前　*Plantago asiatica* Linn.

3. 平车前　*Plantago depressa* Willd.

4. 大车前　*Plantago major* Linn.

一三六、茜草科 Rubiaceae

1. 金毛耳草（黄毛耳草）　*Hedyotis chrysotricha* (Palib.) Merr.

2. 伞房花耳草（水线草）　*Hedyotis corymbosa* (Linn.) Lam

3. 白花蛇舌草（蛇舌草）　*Hedyotis diffusa* Willd.[*Oldenlandia diffusa* (Willd.) Roxb.]

4. 牛白藤　*Hedyotis hedyotidea* (DC.) Merr.

5. 长节耳草 *（对坐叶）　*Hedyotis uncinella* Hook. et Arn.

6. 日本蛇根草 *（蛇根草）　*Ophiorrhiza japonica* Bl.

7. 金鸡纳树 *（黄色金鸡纳）　*Cinchona ledgeriana* (Howard) Moens ex Trim.*
（*Cinchona calisaya* Weddell）

8. 鸡纳树 *（红色金鸡纳）　*Cinchona succirubra* Pav. ex Klotzsch

9. 滇丁香 *（滇丁草）　*Luculia pinciana* Hook.

10. 儿茶钩藤 *　*Uncaria gambier* (Hunter) Roxb.

11. 毛钩藤（台湾钩藤）　*Uncaria hirsuta* Havil.

12. 大叶钩藤　*Uncaria macrophylla* Wall.

13. 钩藤　*Uncaria rhynchophylla* (Miq.) Miq. ex Havil.

14. 侯钩藤　*Uncaria rhynchophylloides* F.C.How

15. 攀茎钩藤　*Uncaria scandens* (Smith) Hutchins

16. 白钩藤（无柄果钩藤）　*Uncaria sessilifructus* Roxb.

17. 华钩藤　*Uncaria sinensis* (Oliv.) Havil.

18. 乌檀 *（胆木）　*Nauclea officinalis* (Pierre ex Pitard) Merr. et Chun

19. 水团花　*Adina pilulifera* (Lam.) Franch. ex Drake

20. 细叶水团花（水杨梅）　*Adina rubella* Hance[*Adina rubella* (Sieb. et Zucc.) Hance]

21. 风箱树　*Cephalanthus tetrandrus* (Roxb.) Ridsd. et Bakh. f. (*Cephalanthus occidentalis* auct. non Linn.)

22. 玉叶金花（毛玉叶金花）　*Mussaenda pubescens* Ait. f.

23. 裂果金花　*Schizomussaenda dehiscens* (Craib) H. L. Li* [*Schizomussaenda henryi* (Hutch.) X. F. Deng et D. X. Zhang]

24. 栀子　*Gardenia jasminoides* Ellis[*Gardenia augusta* (Linn.) Merrill]

25. 栀子树　*Gardenia jasminoides* Ellis var. *angustifolia* Nakai

26. 大花栀子　*Gardenia jasminoides* Ellis var. *grandiflora* (Lour.) Nakai

27. 长果栀子　*Gardenia jasminoides* Ellis f. *longicarpa* Z. W. Xie et Okada

28. 小果栀子　*Gardenia jasminoides* Ellis var. *radicans* (Thunb.) Makino

29. 红芽大戟[*]　*Knoxia corymbosa* Willd.

30. 红大戟　*Knoxia valerianoides* Thorel ex Pitard

31. 小粒咖啡[*]（咖啡）　*Coffea arabica* Linn.

32. 长柱山丹　*Duperrea pavettaefolia* (Kurz) Pitard

33. 美果九节[*]（九节木）　*Psychotria calocarpa* Kurz[*]（*Psychotria asiatica* Linn.）

34. 九节[*]（九节木）　*Psychotria rubra* (Lour.) Poir.

35. 蔓九节　*Psychotria serpens* Linn.

36. 弯管花　*Chasalia curviflora* Thwaites

37. 尼加拉瓜吐根[*]（卡他根那、巴拿马吐根）　*Cephaelis acuminata* Karsten

38. 吐根（巴西吐根）　*Cephaelis ipecacuanha* (Brotero) A. Richard（*Urgoga ipecacuanha* Baillon.）

39. 睫毛粗叶木　*Lasianthus hookeri* C. B. Clarke ex Hook. f. var. *dunniana* (Lévl.) H. Zhu

40. 鸡矢藤　*Paederia scandens* (Lour.) Merr.

41. 毛鸡矢藤　*Paederia scandens* (Lour.) Merr. var. *tomentosa* (Bl.) Hand.-Mazz.

42. 六月雪　*Serissa japonica* (Thunb.) Thunb.（*Serissa foetida* Comm.）

43. 白马骨　*Serissa serissoides* (DC.) Druce

44. 短刺虎刺　*Damnacanthus giganteus* (Mak.) Nakai[*]（*Damnacanthus subspinosus* Hand.-Mazz.）

45. 虎刺　*Damnacanthus indicus* (Linn.) Gaertn. f.

46. 大叶虎刺　*Damnacanthus major* Sieb. et Zucc.

47. 四川虎刺　*Damnacanthus officinarum* Huang

48. 南山花[*]（三角瓣花）　*Prismatomeris connata* Y. Z. Ruan

49. 巴戟天　*Morinda officinalis* F.C.How

50. 羊角藤　*Morinda umbellata* Linn.subsp. *obovata* Y. Z. Ruan

51. 原拉拉藤　*Galium aparine* Linn.

52. 拉拉藤　*Galium aparine* Linn. var. *echinospermun* (Wallr.) Cuf.

53. 猪殃殃　*Galium aparine* Linn. var. *tenerum* (Gren. et Godr.) Rchb.

54. 六叶葎　*Galium asperuloides* Edgew. subsp. *hoffmeisteri* (Klotzsch) Hara[*][*Galium asperuloides* Edgew. var. *hoffmeisteri* (Hook. f.) Hand-Mazz.]

55. 蓬子菜　*Galium verum* Linn.

56. 金剑草 *（金剑茜草、长叶茜草、披针叶茜草）　Rubia alata* Roxb.* (*Rubia cordifolia* Linn. var. *longifolia* Hand.-Mazz.；*Rubia lanceolata* Hayata)

57. 中国茜草 *（中华茜草）　Rubia chinensis* Regel et Maack

58. 茜草　*Rubia cordifolia* Linn.

59. 钩毛茜草　*Rubia oncotricha* Hand.-Mazz.

60. 卵叶茜草　*Rubia ovatifolia* Z. Y. Zhang

61. 大叶茜草　*Rubia schumanniana* Pritzel

62. 西藏茜草　*Rubia tibetica* Hook. f.

63. 染色茜草 *（新疆茜草）　Rubia tinctorum* Linn.

64. 多花茜草 *（光茎茜草）　Rubia wallichiana* Decne.

65. 紫参（小红参）　*Rubia yunnanensis* Diels

一三七、忍冬科 Caprifoliaceae

1. 血满草　*Sambucus adnata* Wall. ex DC.

2. 接骨草（陆英）　*Sambucus chinensis* Lindl.

3. 西伯利亚接骨木（毛接骨木）　*Sambucus sibirica* Nakai [*Sambucus siebodiana* (Miq.) Blume ex Graebner var. *miquelii* (Nakai) Hara]

4. 接骨木　*Sambucus williamsii* Hance (*Sambucus racemosa* Linn.)

5. 水红木　*Viburnum cylindricum* Buch.-Ham. ex D. Don

6. 南方荚蒾　*Viburnum fordiae* Hance

7. 鬼吹箫 *（梅叶竹、狭萼鬼吹箫）　Leycesteria formosa* Wall. (*Leycesteria formosa* Wall. var. *stenosepala* Rehd.)

8. 淡红忍冬（巴东忍冬）　*Lonicera acuminata* Wall. (*Lonicera henryi* Hemsl.)

9. 西南忍冬　*Lonicera bournei* Hemsl.

10. 华南忍冬（山银花）　*Lonicera confusa* (Sweet) DC.

11. 水忍冬 *（毛花柱忍冬）　Lonicera dasystyla* Rehd.

12. 黄褐毛忍冬　*Lonicera fulvotomentosa* Hsu et S. C. Cheng

13. 菰腺忍冬 *（红腺忍冬）　Lonicera hypoglauca* Miq.

14. 忍冬　*Lonicera japonica* Thunb.

15. 金银忍冬　*Lonicera maackii* (Rupr.) Maxim.

16. 灰毡毛忍冬（拟大花忍冬）　*Lonicera macranthoides* Hand.-Mazz.

17. 小叶忍冬　*Lonicera microphylla* Willd. ex Roem. et Schult.

18. 越桔叶忍冬 *（越桔忍冬） *Lonicera myrtillus* Hook. f. et Thoms.

19. 岩生忍冬 *Lonicera rupicola* Hook. f. et Thoms.

20. 细毡毛忍冬（细苞忍冬、吊子银花、山金银） *Lonicera similis* Hemsl.[*Lonicera similis* Hemsl. var. *delavayi* (Franch.) Rehd.]

21. 盘叶忍冬 *（叶藏花） *Lonicera tragophylla* Hemsl. (*Lonicera harmsii* Gracbn)

一三八、败酱科 Valerianaceae

1. 墓头回（异叶败酱） *Patrinia heterophylla* Bunge

2. 败酱（黄花败酱） *Patrinia scabiosaefolia* Fisch. ex Trev.

3. 糙叶败酱 *（粗叶败酱） *Patrinia scabra* Bunge [*Patrinia rupestris* (Pall.) Juss. subsp. *scabra* (Bunge) H. J. Wang]

4. 攀倒甑 *（白花败酱） *Patrinia villosa* (Thunb.) Juss.

5. 甘松（匙叶甘松、松根、毛甘松、甘松香） *Nardostachys jatamansi* (D. Don) DC. (*Nardostachys chinensis* Batal.)

6. 蜘蛛香（马蹄香、心叶缬草） *Valeriana jatamansi* Jones

7. 缬草（欧缬草、毛节缬草、拔地麻） *Valeriana officinalis* Linn. (*Valeriana pseudofficinalis* C.Y. Cheng et H. H. Chen)

8. 宽叶缬草 *Valeriana officinalis* Linn. var. *latifolia* Miq.

9. 小缬草 *（西北缬草） *Valeriana tangutica* Bat.

一三九、川续断科 Dipsacaceae

1. 双参 *Triplostegia glandulifera* Wall. ex DC.

2. 圆萼刺参 *Morina chinensis* (Bat.) Diels

3. 青海刺参 *Morina kokonorica* Hao

4. 白花刺参 *Morina nepalensis* D. Don var. *alba* (Hand.-Mazz.) Y. C. Tang* (*Morina alba* Hand.-Mazz.)

5. 大花刺参 *（刺参、细叶刺参） *Morina nepalensis* D. Don var. *delavayi* (Franch.) C. H. Hsing (*Morina bulleyana* Forr. et Diels；*Morina delavayi* Franch.)

6. 川续断 *Dipsacus asper* Wall. ex Henry (*Dipsacus asperoides* C. Y. Cheng et T. M. Ai)

7. 日本续断（续断） *Dipsacus japonicus* Miq.

8. 裂叶翼首花 *Pterocephalus bretschneideri* (Batal.) Pritz.

9. 匙叶翼首花 *（翼首草、匙叶翼首草） *Pterocephalus hookeri* (C. B. Clarke) Hock.

10. 窄叶蓝盆花　*Scabiosa comosa* Fisch. ex Roem. et Schult.

11. 华北蓝盆花　*Scabiosa tschilliensis* Grunning

一四〇、葫芦科 Cucurbitaceae

1. 盒子草　*Actinostemma tenerum* Griff.

2. 刺儿瓜　*Bolbostemma biglandulosum* (Hemsl.) Franquet (*Hemsleya esquirollii* Lévl.)

3. 假贝母　*Bolbostemma paniculatum* (Maxim.) Franquet

4. 曲莲 * （雪胆）　*Hemsleya amabilis* Diels

5. 短柄雪胆　*Hemsleya delavayi* (Gagnep.) C. Jeffrey* (*Hemsleya brevipetiolata* Hand.)

6. 长果雪胆　*Hemsleya dolichocarpa* W. J. Chang (*Hemsleya longicarpa* W. G. Chang mss)

7. 巨花雪胆　*Hemsleya gigantha* W. J. Chang

8. 马铜铃 * （中华雪胆）　*Hemsleya graciliflora* (Harms) Cogn.* (Hemsleya chinensis Cogn. ex Forb. et Hemsl.)

9. 罗锅底　*Hemsleya macrosperma* C. Y. Wu ex C. Y. Wu et C. L. Chen

10. 峨眉雪胆　*Hemsleya omeiensis* Linn. T. Shen et W. J. Chang

11. 蛇莲　*Hemsleya sphaerocarpa* Kuang et A. M. Lu

12. 赤瓟（赤臼、赤包、赤雹）　*Thladiantha dubia* Bunge

13. 罗汉果　*Siraitia grosvenorii* (Swingle) C. Jeffrey ex A. M. Lu et Z. Y. Zhang* (*Momordica grosvenorii* Swingle)

14. 马㼎儿　*Zehneria indica* (Lour.) Keraudren

15. 茅瓜　*Solena amplexicaulis* (Lam.) Gandhi

16. 苦瓜　*Momordica charantia* Linn.

17. 木鳖子 * （木鳖）　*Momordica cochinchinensis* (Lour.) Spreng.

18. 广东丝瓜 * （棱角丝瓜）　*Luffa acutangula* (Linn.) Roxb.

19. 丝瓜　*Luffa cylindrica* (Linn.) Roem.

20. 冬瓜　*Benincasa hispida* (Thunb.) Cogn.

21. 药西瓜　*Citrullus colocynthis* (Linn.) Schrad.

22. 西瓜　*Citrullus lanatus* (Thunb.) Matsum. et Nakai [*Citrullus vulgaris* Schrad.]

23. 甜瓜　*Cucumis melo* Linn.

24. 黄瓜　*Cucumis sativus* Linn.

25. 波棱瓜　*Herpetospermum pedunculosum* (Ser.) C. B. Clarke (*Herpetospermum caudigerum* Wall.)

26. 葫芦　*Lagenaria siceraria* (Molina) Standl.

27. 瓠瓜（匏瓜、葫芦、瓢葫芦） *Lagenaria siceraria* (Molina) Standl. var. *depressa* (Ser.) Hara

28. 瓠子（瓠芦） *Lagenaria siceraria* (Molina) Standl.var. *hispida* (Thunb.) Hara

29. 小葫芦 *Lagenaria siceraria* (Molina) Standl. var. *microcarpa* (Naud.) Hara.

30. 王瓜 *Trichosanthes cucumeroides* (Ser.) Maxim.

31. 栝楼 *Trichosanthes kirilowii* Maxim.

32. 日本栝楼 *Trichosanthes kirilowii* Maxim. var. *japonica* (Miq.) Kitamura* (*Trichosanthes japonica* Regel)

33. 中华栝楼（川贵栝楼、双边栝楼） *Trichosanthes rosthornii* Harms (*Trichosanthes crenulata* C. Y. Cheng et Yueh；*Trichosanthes uniflora* Hao)

34. 多卷须栝楼（南方栝楼） *Trichosanthes rosthornii* Harms var. *multicirrata* (C. Y. Cheng et Yueh) S. K. Chen (*Trichosanthes damiaoshanensis* C. Y. Cheng et C. H. Yueh)

35. 截叶栝楼*（大子栝楼） *Trichosanthes truncata* C. B. Clarke

36. 薄叶栝楼*（多裂栝楼） *Trichosanthes wallichiana* (Ser.) Wight* (*Trichosanthes multiloba* auct. non Miq.)

37. 笋瓜 *Cucurbita maxima* Duch. ex Lam.

38. 南瓜 *Cucurbita moschata* (Duch. ex Lam.) Duch. ex Poiret[*Cucurbita moschata* Duch. var. *melonaeformis* Makino]

39. 西葫芦 *Cucurbita pepo* Linn.

40. 红南瓜 *Cucurbita pepo* Linn. var. *akoda* Mak.

41. 红瓜 *Coccinia* grandis (Linn.) Voigt

42. 长梗绞股蓝 *Gynostemma longipes* C. Y. Wu ex C. Y. Wu et S. K. Chen.

43. 绞股蓝 *Gynostemma pentaphyllum* (Thunb.) Mak.

一四一、桔梗科 Campanulaceae

1. 蓝花参 *Wahlenbergia marginata* (Thunb.) A. DC.

2. 新疆党参 *Codonopsis clematidea* (Schrenk) Clarke

3. 鸡蛋参 *Codonopsis convolvulacea* Kurz

4. 羊乳 *Codonopsis lanceolata* (Sieb. et Zucc.) Trautv.

5. 党参 *Codonopsis pilosula* (Franch.) Nannf.

6. 素花党参 *Codonopsis pilosula* Nannf. var. *modesta* (Nannf.) L. T. Shen（*Codonopsis modesta* Nannf.）

7. 球花党参　*Codonopsis subglobosa* W. W. Sm.

8. 川党参　*Codonopsis tangshen* Oliv.

9. 唐松草党参*（长花党参）　*Codonopsis thalictrifolia* Wall.* (*Codonopsis mollis* Chipp.)

10. 管花党参　*Codonopsis tubulosa* Kom.

11. 金钱豹*（土党参）　*Campanumoea javanica* Bl.

12. 日本金钱豹*（小花土党参）　*Campanumoea javanica* Bl. subsp. *japonica* (Makino) Hong (*Campanumoea javanica* Bl. var. *japonica* Makino)

13. 桔梗　*Platycodon grandiflorum* (Jacq.) A. DC.

14. 丝裂沙参　*Adenophora capillaris* Hemsl.

15. 云南沙参（布莱沙参）　*Adenophora khasiana* (Hook. f. et Thoms.) Coll. et Hemsl. (*Adenophora bulleyana* Diels)

16. 川藏沙参　*Adenophora liliifolioides* Pax et Hoffm.

17. 杏叶沙参　*Adenophora petiolata* Pax et Hoffm. subsp. *hunanensis* (Nannf.) D. Y. Hong et S. Ge* (*Adenophora hunanensis* Nannf.)

18. 华东杏叶沙参　*Adenophora petiolata* Nannf. subsp. *huadungensis* (D. Y. Hong) D. Y. Hong et S. Ge* (*Adenophora hunanensis* Nannf. subsp. *huadungensis* Hong)

19. 泡沙参　*Adenophora potaninii* Korsh.

20. 中华沙参　*Adenophora sinensis* A. DC.

21. 沙参　*Adenophora stricta* Miq. (*Adenophora axilliflora* Borb.)

22. 无柄沙参　*Adenophora stricta* Miq.subsp. *sessilifolia* Hang

23. 轮叶沙参　*Adenophora tetraphylla* (Thunb.) Fisch. (*Adenophora verticillata* Fisch.)

24. 半边莲　*Lobelia chinensis* Lour. (*Lobelia radicans* Thunb.)

25. 塔花山梗菜　*Lobelia pyramidalis* Wall.

26. 西南山梗菜　*Lobelia sequinii* Lévl. et Van.

27. 铜锤玉带草　*Lobelia angulata* Forst.* [*Pratia nummularia* (Lam.) A. Br. et Aschers.]

一四二、草海桐科 Goodeniaceae

离根香　*Calogyne pilosa* R. Br.

一四三、菊科 Compositae

1. 毒根斑鸠菊　*Vernonia cumingiana* Benth.* (*Vernonia andersonii* auct.non Clarke)

2. 驱虫斑鸠菊　*Vernonia anthelmintica* (Linn.) Willd.

3. 夜香牛　*Vernonia cinerea* (Linn.) Less.

4. 咸虾花　*Vernonia patula* (Dry.) Merr.

5. 地胆草（地胆头）　*Elephantopus scaber* Linn.

6. 下田菊　*Adenostemma lavenia* (Linn.) O. Kuntze

7. 藿香蓟 *（胜红蓟）　Ageratum conyzoides* Linn.

8. 佩兰（兰草）　*Eupatorium fortunei* Turcz.

9. 白头婆 *（华泽兰、华佩兰、单叶泽兰）　Eupatorium japonicum* Thunb.* (*Eupatorium chinense* Linn.；*Eupatorium chinense* var. *simplicifolium* Kitam.)

10. 三裂叶白头婆 *（泽兰）　Eupatorium japonicum* Thunb. var. *tripartitum* Makino

11. 林泽兰（轮叶泽兰）　*Eupatorium lindleyanum* DC.

12. 一枝黄花　*Solidago decurrens* Lour.

13. 小鱼眼草　*Dichrocephala benthamii* C. B. Clarke

14. 马兰　*Kalimeris indica* (Linn.) Sch.-Bip.

15. 阿尔泰狗娃花　*Heteropappus altaicus* (Willd.) Novopokr.

16. 东风菜　*Doellingeria scaber* (Thunb.) Nees

17. 毛枝三脉紫菀 *（毛枝紫菀）　Aster ageratoides* Turcz. var. *lasiocladus* (Hayata) Hand.-Mazz.

18. 宽伞三脉紫菀 *（宽序紫菀）　Aster ageratoides* Turcz. var. *laticorymbus* (Van.) Hand.-Mazz.

19. 异叶三脉紫菀 *（异叶紫菀）　Aster ageratoides* Turcz. var. *heterophyllus* Maxim.

20. 星舌紫菀 *（块根紫菀）　Aster asteroides* (DC.) O. Ktze.

21. 白舌紫菀　*Aster baccharoides* (Benth.) Steetz

22. 重冠紫菀　*Aster diplostephioides* (DC.) C. B. Clarke

23. 萎软紫菀 *（柔软紫菀）　Aster flaccidus* Bge.

24. 灰枝紫菀　*Aster poliothamnus* Diels

25. 短舌紫菀 *（森氏紫菀）　Aster sampsonii* (Hce.) Hemsl.

26. 缘毛紫菀 *（绿毛紫菀）　Aster souliei* Franch

27. 紫菀　*Aster tataricus* Linn. f.

28. 仙白草 *（仙百草）　Aster tubinatus* S. Moore var. *chekiangensis* C. Ling ex Ling

29. 短葶飞蓬（灯盏细辛）　*Erigeron breviscapus* (Vant.) Hand.-Mazz.

30. 长茎飞蓬　*Erigeron elongatus* Ledeb.

31. 多舌飞蓬　*Erigeron multiradiatus* (Lindl.) Benth.

32. 熊胆草（苦蒿）　*Conyza blinii* Lévl.

33. 小蓬草[*]（小飞蓬）　*Conyza canadensis* (Linn.) Cronq.

34. 馥芳艾纳香　*Blumea aromatica* DC.

35. 艾纳香　*Blumea balsamifera* (Linn.) DC.

36. 柔毛艾纳香　*Blumea mollis* (D. Don) Merr.

37. 假东风草（滇桂艾纳香）　*Blumea riparia* (Blume) Candolle

38. 六棱菊　*Laggera alata* (D. Don) Sch.-Bip. ex Oliv.

39. 翼齿六棱菊（齿翅臭灵丹、臭灵丹）　*Laggera pterodonta* (DC.) Benth.

40. 长叶阔苞菊　*Pluchea eupatorioides* Kurz

41. 绒毛戴星草　*Sphaeranthus indicus* Linn.

42. 火绒草　*Leontopodium leontopodioides* (Willd.) Beauv.

43. 同色二色香青[*]（乳白香青）　*Anaphalis bicolor* (Franch.) Diels var. *subconcolor* Hand.-Mazz. (*Anaphalis lacteal* auct.non Maxim.)

44. 粘毛香青（午香草）　*Anaphalis bulleyana* (J. F. Jeffr.) Chang

45. 铃铃香青（零零香）　*Anaphalis hancockii* Maxim.

46. 翅茎香青　*Anaphalis sinica* Hance f. *pterocaulon* (Franch. et Sav.) Ling

47. 鼠曲草　*Gnaphalium affine* D. Don

48. 秋鼠曲草　*Gnaphalium hypoleucum* DC.

49. 细叶鼠曲草　*Gnaphalium japonicum* Thunb.

50. 沙生蜡菊　*Helichrysum arenarium* (Linn.) Moench.

51. 羊耳菊（羊耳萝）　*Inula cappa* (Buch.-Ham. ex D. Don) DC.

52. 旋覆花（欧亚旋覆花）　*Inula japonica* Thunb.[*Inula britannica* Linn.；*Inula Britannica* Linn. var. *chinensis* (Rupr.) Regel]

53. 土木香　*Inula helenium* Linn.

54. 水朝阳旋覆花（水朝阳花、滇旋覆花）　*Inula helianthus-aquatica* C. Y. Wu ex Ling

55. 湖北旋覆花[*]（湖北朝阳花）　*Inula hupehensis* (Ling) Ling

56. 线叶旋覆花（条叶旋覆花）　*Inula lineariifolia* Turcz.

57. 显脉旋覆花　*Inula nervosa* Wall. ex DC.

58. 翼茎羊耳菊[*]（翼茎旋复花）　*Inula pterocaula* Franch.

59. 总状土木香（总状青木香）　*Inula racemosa* Hook. f.

60. 天名精　*Carpesium abrotanoides* Linn.

61. 烟管头草　*Carpesium cernuum* Linn.

62. 金挖耳　*Carpesium divaricatum* Sieb. et Zucc.

63. 山黄菊　*Anisopappus chinensis* (Linn.) Hook.et Arn.

64. 蒙古苍耳（大苍耳）　*Xanthium mongolicum* Kitag.

65. 苍耳（苍耳草）　*Xanthium sibiricum* Patrin ex Widder (*Xanthium strumarium* Linn.)

66. 毛梗豨莶（少毛豨莶）　*Siegesbeckia glabrescens* Makino

67. 豨莶　*Siegesbeckia orientalis* Linn.

68. 腺梗豨莶　*Siegesbeckia pubescens* Makino (*Siegesbeckia orientalis* Linn. var. *pubescens* Mak.)

69. 鳢肠　*Eclipta prostrata* (Linn.) Linn.

70. 蟛蜞菊　*Wedelia chinensis* (Osb.) Merr.

71. 向日葵　*Helianthus annuus* Linn.

72. 美形金钮扣　*Spilanthes callimorpha* A. H. Moore

73. 大丽花　*Dahlia pinnata* Cav.

74. 婆婆针　*Bidens bipinnata* Linn.

75. 金盏银盘　*Bidens biternata* (Lour.) Merr. et Scherff

76. 大狼把草　*Bidens frondosa* Linn.

77. 鬼针草（三叶鬼针草）　*Bidens pilosa* Linn.

78. 白花鬼针草　*Bidens pilosa* Linn. var. *radiata* Sch.-Bip.

79. 狼把草　*Bidens tripartita* Linn.

80. 鹿角草（香茹）　*Glossogyne tenuifolia* Cass.

81. 高山芪 * （芪草、芪）　*Achillea alpina* Linn.

82. 云南芪（西南芪草）　*Achillea wilsoniana* Heimerl ex Hand.-Mazz.

83. 野菊（野菊花）　*Chrysanthemum indicum* Linn.[*Dendranthema indica* (Linn.) Des Moul.]

84. 甘菊 * （细裂野菊）　*Chrysanthemum lavandulifolium* (Fisch. ex Trautv.) Makino* [*Dendranthema lavandulifolium* (Fisch. ex Trautv.) Ling et Shin]

85. 菊花（菊）　*Chrysanthemum morifolium* (Ramat.) Tzvel.

86. 母菊（洋甘菊）　*Matricaria recutita* Linn. (*Matricaria chamomilla* Linn.)

87. 除虫菊　*Pyrethrum cinerariifolium* Trev.

88. 川西小黄菊（打箭菊）　*Pyrethrum tatsienense* (Bur. et Franch.) Ling ex Shih

89. 川滇女蒿 * （止咳菊）　*Hippolytia delavayi* (Franch. ex W. W. Smith) Shih* (*Tanacerum delavayi* Franch. ex Diels)

90. 石胡荽（鹅不食草）　*Centipeda minima* (L.) A. Br. et Aschers.

91. 中亚苦蒿 * （苦艾）　*Artemisia absinthium* Linn.

92. 东北丝裂蒿 * （阿氏蒿）　*Artemisia adamsii* Bess.

93. 黄花蒿　*Artemisia annua* Linn.

94. 奇蒿（珍珠蒿）　*Artemisia anomala* S. Moore

95. 艾　*Artemisia argyi* Lévl. et Van.

96. 青蒿（蒿）　*Artemisia carvifolia* Buch.-Ham. ex Roxb.* （*Artemisia apiacea* Hance）

97. 茵陈蒿（茵陈）　*Artemisia capillaris* Thunb.

98. 蛔蒿*（山道年草）　*Seriphidium cinum* (Berg. ex Poljak.) Poljak.* （*Artemisia cina* Berg）

99. 沙蒿　*Artemisia desertorum* Spreng.

100. 牛尾蒿　*Artemisia dubia* Wall. ex Bess.* （*Artemisia subdigitata* Mattf.）

101. 冷蒿　*Artemisia frigida* Willd.

102. 细裂叶莲蒿*（万年蒿）　*Artemisia gmelinii* Web. ex Stechm.

103. 盐蒿*（差把嘎蒿）　*Artemisia halodendron* Turcz. ex Bess.

104. 臭蒿　*Artemisia hedinii* Ostenf. et Pauls.

105. 五月艾（野艾）　*Artemisia indica* Willd.

106. 牡蒿　*Artemisia japonica* Thunb.

107. 菴蕳*（庵蕳）　*Artemisia keiskeana* Miq.

108. 白苞蒿（白花蒿）　*Artemisia lactiflora* Wall. ex DC.

109. 矮蒿*（野艾、野艾蒿）　*Artemisia lancea* Vaniot* （*Artemisia lavandulaefolia* auct.non DC.）

110. 栉叶蒿　*Neopallasia pectinata* (Pall.) Poljak.

111. 岩蒿*（一枝蒿、一支蒿）　*Artemisia rupestris* Linn.

112. 白莲蒿*（万年蒿）　*Artemisia sacrorum* Ledeb.

113. 猪毛蒿*（滨蒿）　*Artemisia scoparia* Waldst. et Kit.

114. 蒌蒿（萎蒿）　*Artemisia selengensis* Turcz. ex Bess.

115. 大籽蒿　*Artemisia sieversiana* Ehrhart ex Willd.

116. 毛莲蒿　*Artemisia vestita* Wall. ex Bess.

117. 印度多榔菊　*Doronicum hookarii* Linn.

118. 双花华蟹甲*（双舌蟹甲草）　*Sinacalia davidii* (Franch.) Koyama* [*Cacalia davidii* (Franch.) Hand.-Mazz.]

119. 华蟹甲*（羽裂蟹甲草）　*Sinacalia tangutica* (Maxim.) B. Nord.* [*Cacalia tangutica* auct. non (Maxim.) Hand.-Mazz]

120. 兔儿伞　*Syneilesis aconitifolia* (Bge.) Maxim.

121. 款冬　*Tussilago farfara* Linn.

122. 狗舌草　*Tephroseris kirilowii* (Turcz. ex DC.) Holub* （*Senecio kirilowii* Turcz.）

123. 岩穴藤菊　*Cissampelopsis spelaeicola* (Vant.) C. Jeffrey et Y. L. Chen

124. 麻叶千里光*（宽叶返魂草、返魂草）　*Senecio cannabifolius* Less.

125. 全叶千里光 * （单叶返魂草） *Senecio cannabifolius* Less. var. *integrifolius* (Koidz.) Kitag.

126. 双花千里光 *Senecio dianthus* Franch.

127. 菊状千里光 *Senecio laetus* Edgew.

128. 裸茎千里光 *Senecio nudicaulis* Buch.-Ham. ex D. Don

129. 千里光 *Senecio scandens* Buch.-Ham. ex D. Don

130. 川西合耳菊 * （川西千里光） *Senecio solidaginea* (Hand.-Mazz.) C. Jeffrey et Y. L. Chen (*Senecio solidagineus* Hand. -Mazz.)

131. 白子菜 * （三百棒、叉花土三七、白子草） *Gynura divaricata* (Linn.) DC.

132. 菊三七（菊叶三七） *Gynura japonica* (Thunb.) Juel.[*Gynura segetum* (Lour.) Merr.]

133. 一点红 *Emilia sonchifolia* (Linn.) DC.

134. 大吴风草 *Farfugium japonicum* (Linn. f.) Kitam.

135. 刚毛橐吾 * （褐毛橐吾） *Ligularia achyrotricha* (Diels) Ling

136. 齿叶橐吾 *Ligularia dentata* (A. Gray) Hara

137. 大黄橐吾 *Ligularia duciformis* (C. Winkl.) Hand.-Mazz.

138. 蹄叶橐吾（蹄叶紫菀、肾叶橐吾） *Ligularia fischeri* (Ledeb.) Turcz.

139. 鹿蹄橐吾（滇紫菀） *Ligularia hodgsonii* Hook.[*Ligularia hodgsonii* Hook. var.*sutchuensis* (Franch.) Henry]

140. 狭苞橐吾 *Ligularia intermedia* Nakai

141. 宽戟橐吾 *Ligularia latihastata* (W. W. Sm.) Hand.-Mazz.

142. 掌叶橐吾 *Ligularia przewalskii* (Maxim.) Diels

143. 箭叶橐吾 *Ligularia sagitta* (Maxim.) Mattf.

144. 离舌橐吾 * *Ligularia veitchana* (Hewsl.) Greenm.

145. 黄帚橐吾 *Ligularia virgaurea* (Maxim.) Mattf.

146. 川鄂橐吾（川鄂囊吾） *Ligularia wilsoniana* (Hemsl.) Greenm.

147. 矮垂头菊（小垂头菊） *Cremanthodium humile* Maxim. (*Compositae humile* Maxim.)

148. 条叶垂头菊 *Cremanthodium lineare* Maxim.

149. 车前状垂头菊 *Cremanthodium ellisii* (Hook. f.) Y. Kitam* (*Cremanthodium plantagineum* Maxim.)

150. 华东蓝刺头 *Echinops grijsii* Hance

151. 驴欺口（蓝刺头、禹州漏芦） *Echinops latifolius* Tausch.

152. 硬叶蓝刺头 * （新疆蓝刺头） *Echinops ritro* Linn.

153. 关苍术 *Atractylodes japonica* Koidz. ex Kitam.

154. 苍术（茅苍术、北苍术） *Atractylodes lancea* (Thunb.) DC.[*Atractylodes chinensis*

(DC.) Koidz.]

155. 白术　*Atractylodes macrocephala* Koidz.

156. 牛蒡（恶实）　*Arctium lappa* Linn.

157. 顶羽菊（苦蒿）　*Acroptilon repens* (Linn.) DC.

158. 两面刺　*Cirsium chlorolepis* Petrak ex Hand.-Mazz.

159. 莲座蓟　*Cirsium esculentum* (Sievers) C. A. Mey.

160. 蓟（大蓟）　*Cirsium japonicum* Fisch. ex DC.

161. 刺儿菜（刻叶刺儿菜、小蓟）　*Cirsium setosum* (Willd.) MB.[*Cephalonoplos setosum* (Willd.) Kitam.；*Cephalonoplos segetum* (Bunge) Kitamura]

162. 厚叶川木香*（厚叶木香）　*Dolomiaea berardioidea* (Franch.) Shih [*Vladimiria berardioides* (Franch.) Ling]

163. 越隽川木香*（越西木香）　*Dolomiaea denticulata* (Ling) Shih (*Vladimiria denticulata* Ling)

164. 菜木香*（有茎菜木香、具茎菜木香）　*Dolomiaea edulis* (Franch.) Shih* [*Vladimiria edulis* (Franch.) Ling. f. *caulescens* (Franch.) Ling]

165. 川木香　*Dolomiaea souliei* (Franch.) Shih* [*Vladimiria souliei* (Franch.) Ling]

166. 灰毛川木香　*Dolomiaea souliei* (Franch.) Shih var. *mirabilis* (Anth.) Shih* [*Vladimiria souliei* (Franch.) Ling var. *cinerea* Ling]

167. 丝毛飞廉*（飞廉）　*Carduus crispus* Linn.

168. 水飞蓟　*Silybum marianum* (Linn.) Gaertn.

169. 华麻花头（麻花头）　*Serratula chinensis* S.Moore

170. 漏芦*（祁州漏芦）　*Stemmacantha uniflora* (Linn.) Dittrich* [*Rhaponticum uniflorum* (Linn.) DC.]

171. 红花　*Carthamus tinctorius* Linn.

172. 欧矢车菊　*Centaurea behen* Linn.

173. 草地风毛菊　*Saussurea amara* (Linn.) DC.

174. 异色风毛菊*（褐毛风毛菊）　*Saussurea brunneopilosa* Hand. -Mazz.

175. 云木香*（木香、广木香）　*Saussurea costus* (Falc.) Lipech.* (*Aucklandia lappa* Decne.；*Saussurea lappa* Clarke)

176. 棉头风毛菊（白雪兔）　*Saussurea eriocephala* Franch.

177. 禾叶风毛菊　*Saussurea graminea* Dunn

178. 长毛风毛菊　*Saussurea hieracioides* Hook. f.

179. 雪莲花（天山雪莲、新疆雪莲）　*Saussurea involucrata* (Kar. et Kir.) Sch.-Bip.

180. 风毛菊　*Saussurea japonica* (Thunb.) DC.

181. 绵头雪兔子 *（绵头雪莲花） *Saussurea laniceps* Hand.-Mazz.

182. 狮牙草状风毛菊 *（松潘风毛菊） *Saussurea leontodontoides* (DC.) Sch.-Bip.* (*Saussurea sungpanensis* Hand.-Mazz.)

183. 羽裂雪兔子 *（红雪兔） *Saussurea leucoma* Diels

184. 水母雪兔子 *（水母雪莲花、水母雪莲） *Saussurea medusa* Maxim.

185. 苞叶雪莲（紫苞风毛菊） *Saussurea obvallata* (DC) Edgew.

186. 美丽风毛菊 * *Saussurea superba* Anthony

187. 三指雪兔子 *（小红兔） *Saussurea tridactyla* Sch.-Bip. ex Hook. f.

188. 杏香兔耳风 *Ainsliaea fragrans* Champ.

189. 灯台兔儿风 *（铁灯兔耳风） *Ainsliaea macroclinidioides* Hayata

190. 白背兔儿风 *（白背叶下花） *Ainsliaea pertyoides* Franch. var. *albo-tomentosa* Beauverd

191. 大丁草 *Gerbera anandria* (Linn.) Sch.-Bip.* [*Leibnitzia anandria* (Linn.) Nakai]

192. 钩苞大丁草 *Gerbera delavayi* Franch.

193. 毛大丁草（毛花大丁草、白眉） *Gerbera piloselloides* (Linn.) Cass. [*Piloselloides hirsuta* (Forsk.) C. Jeffrey]

194. 腺毛菊苣 *（毛菊苣） *Cichorium glandulosum* Boiss. et Huet.

195. 菊苣 *Cichorium intybus* Linn.

196. 蒜叶婆罗门参 *Tragopogon porrifolius* Linn.

197. 日本毛连菜 *（莲菜、毛莲菜） *Picris japonica* Thunb.

198. 苣荬菜 *Sonchus arvensis* Linn.

199. 长裂苦苣菜 *Sonchus brachyotus* De Candolle

200. 苦苣菜（苦荬菜） *Sonchus oleraceus* Linn.

201. 全叶苦苣菜 *Sonchus transcaspicus* Nevski

202. 绿茎还阳参 *（万丈深） *Crepis lignea* (Vaniot) Babcock

203. 芜菁还阳参 *Crepis napifera* (Franch.) Babcock

204. 光茎栓果菊 *（无茎栓果菊） *Launaea acaulis* (Roxb.) Babcock ex Kerr.

205. 金沙绢毛菊 *（绢毛菊） *Soroseris gillii* (S. Moore) Stebbins

206. 皱叶绢毛菊 *（虎克绢毛菊） *Sororseris hookeriana* (C. B. Clarke) Stebb.

207. 头嘴菊 *（岩参） *Cicerbita azurea* (Ledeb.) Beauverd[*Cicerbita macrorhiza* (Royle) Beauv.]

208. 莴苣 *Lactuca sativa* Linn.

209. 生菜 *Lactuca sativa* Linn. var. *ramosa* Hort.

210. 中华小苦荬 *（中华苦荬、苦菜、山苦荬） *Ixeridium chinense* (Thunb.)

Tzvel.* [*Ixeris chinensis* (Thunb.) Nakai]

211. 细叶小苦荬* （细叶苦荬） *Ixeridium gracile* (DC.) Shih* (*Ixeris gracilis* DC.)

212. 窄叶小苦荬* （变色苦菜） *Ixeridium gramineum* (Fisch.) Tzvel. (*Ixeris vesicolor* DC.)

213. 抱茎小苦荬* （苦荬菜、抱茎苦荬菜） *Ixeridium sonchifolium* (Maxim.) Shih* [*Ixeris denticulata* auct.non (Houtt.) Stebb.; *Ixeris sonchifolia* (Bunge) Hance]

214. 华蒲公英（碱地蒲公英） *Taraxacum borealisinense* Kitam. (*Taraxacum sinicum* Kitag.)

215. 异苞蒲公英 *Taraxacum heterolepis* Nakai et Koidz. ex Kitag.

216. 川甘蒲公英 *Taraxacum lugubre* Dahlst.

217. 蒲公英（台湾蒲公英） *Taraxacum mongolicum* Hand.-Mazz. (*Taraxacum formosanum* Kitamura)

218. 罗马除虫菊 *Anacyclus pyrethrum* (Linn.) DC.

219. 甜叶菊 *Stevia rebaudiana* (Bert.) Bertoni[*Stevia rebaudiana* (Bertoni) Hemsl.]

藻类 ALGAE

一、颤藻科 Oscillatoriaceae

钝顶螺旋藻　*Spirulina platensis* (Nordst) Geitl.

二、翅藻科 Alariaceae

1. 昆布　*Ecklonia kurome* Okam.
2. 海带　*Laminaria japonica* Aresch.
3. 裙带菜　*Undaria pinnatifida* (Harv.) Sur.

三、马尾藻科 Sargassaceae

1. 羊栖菜　*Hizikia fusiforme* (Harv.) Okamura*[*Sargassum fusiforme* (Harv.) Setch.]
2. 海蒿子　*Sargassum confusum* C. Agardh*[*Sargassum pallidum* (Turn.) C. Ag.]

四、红叶藻科 Delesseriaceae

美舌藻　*Caloglossa leprieuri* (Mont.) J. Ag.

菌类 FUNGI

一、曲霉科 Eurotiaceae

1. 红曲红曲霉　*Monascus anka* Nakazawa et Sato.
2. 紫色红曲霉　*Monascus purpureus* Went

二、麦角菌科 Clavicipitaceae

1. 麦角菌　*Claviceps purpurea* (Fr.) Tul.
2. 大蝉草　*Cordyceps cicadae* Shing
3. 新疆虫草菌　*Cordyceps gracilis* Dur. et Mont.
4. 凉山虫草　*Cordyceps liangshanensis* M. Zang, D. Q. Liu ex R. Y. F
5. 冬虫夏草 *（虫草、冬虫夏草菌）　*Cordyceps sinensis* (Berk.) Sacc.
6. 蝉蛹草 *（蝉菌）　*Cordyceps sobolifera* (Hill.) Berk. et Br.
7. 中国被毛孢　*Hirsutella sinensis* Liu,Guo, Yu et Zeng

三、肉座菌科 Hypocreaceae

1. 竹生小肉座菌　*Hypocrella bambusae* (B. et Br.) Sacc.
2. 竹生肉球菌 *（肉球菌）　*Engleromyces goetzii* Henn.*[*Sarcoxylon goetzi* (Henn.) Arx et Mnell]
3. 竹黄 *（竹黄菌）　*Shiraia bambusicola* P. Henn.

四、银耳科 Tremellaceae

银耳（白木耳）　*Tremella fuciformis* Berk.

五、齿菌科 Hydnaceae

猴头菇（猴头菌、猴头）　*Hericium erinaceus* (Bull. ex Fr.) Pers.

六、多孔菌科 Polyporaceae

1. 香栓菌　*Trametes suaveolens* (Linn. ex Fr.) Fr.
2. 硬毛栓菌*（真毛栓菌）　*Trametes trogii* Berk.
3. 云芝*（彩色革盖菌、彩绒革盖菌）　*Trametes versicolor* (Linn. ex Fr.) Pilát [*Coriolus versicolor* (Linn.ex Fr.) Quél；*Polystictus versicolor* (Linn.) Fr.]
4. 中华隐孔菌　*Cryptoporus sinensis* Sheng H. Wu ex M. Zang
5. 苦白蹄拟层孔*（药用层孔菌）　*Fomitopsis officinalis* (Vill. ex Fr.)Bond. et Sing.* [*Fomes officinalis* (Vill. ex Fr.) Ames.]
6. 树舌灵芝　*Ganoderma applanatum* (Pers. ex Gray) Pat.
7. 紫芝　*Ganoderma japonicum* (Fr.) Lloyd (*Ganoderma sinense* J. D. Zhao, L. W. Hsu et X. Q. Zhang)
8. 灵芝（赤芝）　*Ganoderma lucidum* (Leyss. ex Fr.) Karst.
9. 灰树花菌*（灰树花、贝叶多孔菌）　*Grifola frondosa* (Dicks. ex Fr.) S. F. Gray ［*Polyporus fondosus* (Dicks.) Fr］
10. 猪苓　*Polyporus umbellatus* Fr.*[*Grifola umbellata* (Pers.) Pilat.]
11. 雷丸*（雷丸菌）　*Polyporus mylittae* Cke. et Mass.* (*Omphalia lapidescens* Schroet.)
12. 雅致多孔菌*（黄多孔菌）　*Polyporus elegans* Bull. ex Fr.
13. 茯苓（茯苓菌）　*Wolfiporia cocos* (Schw.) Ryr. et Gilbn.*[*Poria cocos* (Schw.) Wolf]

七、锈革孔菌科 Hymenochaetaceae

1. 忍冬木层孔菌　*Phellinus lonicerinus* (Bond.) Bond. et Sing
2. 瓦尼木层孔菌　*Phellinus vaninii* Ljub.
3. 桦褐孔菌　*Inonotus obliquus* (Ach. ex Pers.) Pilát

八、侧耳科 Pleurotaceae

1. 香菇　*Lentinus edodes* (Berk.) Sing.
2. 侧耳　*Pleurotus ostreatus* (Jacg. ex Fr.) Quél.

九、白蘑科 Tricholomataceae

1. 小蜜环菌　*Armillariella mellea* (Vahl ex Fr.) Karst.

2. 毛柄金钱菌*（冬菇） *Collybia velutipes* (Curt. ex Fr.) Quél.

3. 安络小皮伞 *Marasmius androsaceus* (Linn. ex Fr.) Fr.

4. 松口蘑*（松茸） *Tricholoma matsutake* (S. Ito et Imai) Singer

一〇、毒伞科 Amanitaceae

草菇 *Volvariella volvacea* (Bull. ex. Fr.) Sing.

十一、伞菌科 Agaricaceae

野蘑菇 *Agaricus arvensis* Schaeff. ex Fr.

十二、地星科 Geastraceae

1. 硬皮地星 *Geastrum hygrometricum* Pers.

2. 尖顶地星 *Geastrum triplex* (Jungh.) Fischer

十三、灰包科 Lycoperdaceae

1. 长根静灰球 *Bovistella radicata* (Mont.) Pat.

2. 大口静灰球 *Bovistella sinensis* Lloyd.

3. 脱皮马勃 *Lasiosphaera fenzlii* Reich.

4. 大马勃 *Calvatia gigantea* (Batsch ex Pers.) Lloyd

5. 紫色马勃 *Calvatia lilacina* (Mont. et Berk.) Lloyd

地衣 LICHENS

一、皮果衣科 Dermatocarpaceae

白石耳　*Dermatocarpon miniatum* (Linn.) Mann.

二、石耳科 Umbilicariaceae

石耳　*Umbilicaria esculenata* (Miyos.) Mink.

三、松萝科 Usneaceae

1. 长松萝　*Usnea longissima* Ach.
2. 松萝　*Usnea diffracta* Vain.
3. 花松萝　*Usnea florida* (Linn.) Wigg.

四、黄枝衣科 Teloschistaceae

淡黄枝衣 * (壁衣)　*Teloschistes flavicans* (Sw.) Norm.

不完全地衣类
LICHENES IMPERFECTI

地茶　*Thamnolia vermicularis* (Sw.) Ach. ex Schaer.

真藓科 Bryaceae

1. 暖地大叶藓（南大叶藓）　*Rhodobryum giganteum* (Hook.) Par.
2. 大叶藓　*Rhodobryum roseum* (Weis.) Limpr.

参考书籍

陈邦杰 . 1963. 中国藓类植物属志·上册 . 北京 : 科学出版社

陈邦杰 . 1978. 中国藓类植物属志·下册 . 北京 : 科学出版社

陈德昭 . 1988. 中国植物志·第三十九卷 . 北京 : 科学出版社

陈封怀, 胡启明 . 1989. 中国植物志·第五十九卷 (第一分册). 北京 : 科学出版社

陈焕镛, 黄成就 . 1998. 中国植物志·第二十二卷 . 北京 : 科学出版社

陈家瑞 . 2000. 中国植物志·第五十三卷 (第二分册). 北京 : 科学出版社

陈介 . 1984. 中国植物志·第五十三卷 (第一分册). 北京 : 科学出版社

陈守良 . 1990. 中国植物志·第十卷 (第一分册). 北京 : 科学出版社

陈守良 . 1997. 中国植物志·第十卷 (第二分册). 北京 : 科学出版社

陈书坤 . 1997. 中国植物志·第四十三卷 (第三分册). 北京 : 科学出版社

陈书坤 . 1999. 中国植物志·第四十五卷 (第二分册). 北京 : 科学出版社

陈伟球 . 1999. 中国植物志·第七十一卷 (第二分册). 北京 : 科学出版社

陈心启 . 1999. 中国植物志·第十八卷 . 北京 : 科学出版社

陈艺林, 石铸 . 1999. 中国植物志·第七十八卷 (第二分册). 北京 : 科学出版社

陈艺林 . 1982. 中国植物志·第四十八卷 (第一分册). 北京 : 科学出版社

陈艺林 . 1999. 中国植物志·第七十七卷 (第一分册). 北京 : 科学出版社

陈艺林 . 2001. 中国植物志·第四十七卷 (第二分册). 北京 : 科学出版社

诚静容, 黄普华 . 1999. 中国植物志·第四十五卷 (第三分册). 北京 : 科学出版社

程用谦 . 1982. 中国植物志·第二十卷 (第一分册). 北京 : 科学出版社

程用谦 . 1996. 中国植物志·第七十九卷 . 北京 : 科学出版社

崔鸿宾 . 1998. 中国植物志·第四十二卷 (第二分册). 北京 : 科学出版社

戴芳澜 . 1979. 中国真菌总汇 . 北京 : 科学出版社

邓叔群 . 1963. 中国的真菌 . 北京 : 科学出版社

方瑞征 . 1991. 中国植物志·第五十七卷 (第三分册). 北京 : 科学出版社

方瑞征 . 1999. 中国植物志·第五十七卷 (第一分册). 北京 : 科学出版社

方文培, 胡文光 . 1990. 中国植物志·第五十六卷 . 北京 : 科学出版社

方文培, 张泽荣 . 1983. 中国植物志·第五十二卷 (第二分册). 北京 : 科学出版社

方文培 . 1981. 中国植物志·第四十六卷 . 北京 : 科学出版社

冯国楣 . 1984. 中国植物志·第四十九卷 (第二分册). 北京 : 科学出版社

傅坤俊 . 1993. 中国植物志·第四十二卷 (第一分册). 北京 : 科学出版社

傅书遐, 傅坤俊 . 1984. 中国植物志·第三十四卷 (第一分册). 北京 : 科学出版社

耿伯介，王正平 . 1996. 中国植物志·第九卷（第一分册）. 北京：科学出版社

谷粹芝 . 1999. 中国植物志·第五十二卷（第一分册）. 北京：科学出版社

关克俭，肖培根，潘开玉 . 1979. 中国植物志·第二十七卷 . 北京：科学出版社

郭本兆 . 1987. 中国植物志·第九卷（第三分册）. 北京：科学出版社

杭金欣，孙建璋 . 1983. 浙江海藻原色图谱 . 杭州：浙江科学技术出版社

何景，曾沧江 . 1978. 中国植物志·第五十四卷 . 北京：科学出版社

何延农 . 1988. 中国植物志·第六十二卷 . 北京：科学出版社

洪德元 . 1983. 中国植物志·第七十三卷（第二分册）. 北京：科学出版社

胡嘉琪 . 2002. 中国植物志·第七十卷 . 北京：科学出版社

胡琳贞，方明渊 . 1994. 中国植物志·第五十七卷（第二分册）. 北京：科学出版社

黄成就 . 1997. 中国植物志·第四十三卷（第二分册）. 北京：科学出版社

黄宗国，林茂 . 2012. 中国海洋生物图集·第二册 . 北京：海洋出版社

黄宗国 . 2008. 中国海洋生物种类与分布（增订版）. 北京：海洋出版社

吉占和 . 1999. 中国植物志·第十九卷 . 北京：科学出版社

江纪武 . 2015. 世界药用植物速查辞典 . 北京：中国医药科技出版社

蒋英，李秉滔 . 1977. 中国植物志·第六十三卷 . 北京：科学出版社

蒋英，李秉滔 . 1979. 中国植物志·第三十卷（第二分册）. 北京：科学出版社

金效华，杨永 . 2015. 中国生物物种名录·第一卷植物种子植物（Ⅰ）. 北京：科学出版社

孔宪武，简焯坡 . 1979. 中国植物志·第二十五卷（第二分册）. 北京：科学出版社

孔宪武，王文采 . 1989. 中国植物志·第六十四卷（第二分册）. 北京：科学出版社

匡可任，李沛琼 . 1979. 中国植物志·第二十一卷 . 北京：科学出版社

匡可任，路安民 . 1978. 中国植物志·第六十七卷（第一分册）. 北京：科学出版社

朗楷永 . 1999. 中国植物志·第十七卷 . 北京：科学出版社

黎跃成 . 2001. 药材标准品种大全 . 成都：四川科学技术出版社

李安仁 . 1998. 中国植物志·第二十五卷（第一分册）. 北京：科学出版社

李秉滔 . 1994. 中国植物志·第四十四卷（第一分册）. 北京：科学出版社

李朝銮 . 1998. 中国植物志·第四十八卷（第二分册）. 北京：科学出版社

李树刚 . 1987. 中国植物志·第六十卷（第一分册）. 北京：科学出版社

李树刚 . 1995. 中国植物志·第四十一卷 . 北京：科学出版社

李锡文 . 1982. 中国植物志·第三十一卷 . 北京：科学出版社

李锡文 . 1990. 中国植物志·第五十卷（第二分册）. 北京：科学出版社

梁宗琦 . 2007. 中国真菌志·第三十二卷（虫草属）. 北京：科学出版社

林镕，陈艺林 . 1985. 中国植物志·第七十四卷 . 北京：科学出版社

林镕，林有润 . 1991. 中国植物志·第七十六卷（第二分册）. 北京：科学出版社

林镕, 刘尚武. 1989. 中国植物志·第七十七卷 (第二分册). 北京: 科学出版社

林镕, 石铸. 1983. 中国植物志·第七十六卷 (第一分册). 北京: 科学出版社

林镕, 石铸. 1987. 中国植物志·第七十八卷 (第一分册). 北京: 科学出版社

林镕, 石铸. 1997. 中国植物志·第八十卷 (第一分册). 北京: 科学出版社

林镕. 1979. 中国植物志·第七十五卷. 北京: 科学出版社

林瑞超. 2011. 中国药材标准名录. 北京: 科学出版社

林尤兴. 2000. 中国植物志·第六卷 (第二分册). 北京: 科学出版社

林有润, 葛学军. 1999. 中国植物志·第八十卷 (第二分册). 北京: 科学出版社

刘波. 1992. 中国真菌志·第二卷 (银耳目和花耳目). 北京: 科学出版社

刘亮. 2002. 中国植物志·第九卷 (第二分册). 北京: 科学出版社

刘玉壶, 罗献瑞. 1985. 中国植物志·第四十七卷 (第一分册). 北京: 科学出版社

刘玉壶. 1996. 中国植物志·第三十卷 (第一分册). 北京: 科学出版社

陆玲娣, 黄淑美. 1995. 中国植物志·第三十五卷 (第一分册). 北京: 科学出版社

路安民, 陈收坤. 1986. 中国植物志·第七十三卷 (第一分册). 北京: 科学出版社

罗献瑞. 1999. 中国植物志·第七十一卷 (第一分册). 北京: 科学出版社

马金双. 1997. 中国植物志·第四十四卷 (第三分册). 北京: 科学出版社

卯晓岚. 2009. 中国蕈菌. 北京: 科学出版社

潘锦堂. 1992. 中国植物志·第三十四卷 (第二分册). 北京: 科学出版社

裴鉴, 陈守良. 1982. 中国植物志·第六十五卷 (第一分册). 北京: 科学出版社

裴鉴, 丁志遵. 1985. 中国植物志·第十六卷 (第一分册). 北京: 科学出版社

裴鑑, 单人骅, 周太炎, 等. 1959. 江苏南部种子植物手册. 北京: 科学出版社

裴盛基, 陈三阳. 1991. 中国植物志·第十三卷 (第一分册). 北京: 科学出版社

齐祖同. 1997. 中国真菌志·第五卷 (曲霉属及其相关有性型). 北京: 科学出版社

钱崇澍, 陈焕镛. 1961. 中国植物志·第十一卷. 北京: 科学出版社

钱崇澍, 陈焕镛. 1963. 中国植物志·第六十八卷. 北京: 科学出版社

钱崇澍, 陈焕镛. 1959. 中国植物志·第二卷. 北京: 科学出版社

秦仁昌, 刑公侠. 1990. 中国植物志·第三卷 (第一分册). 北京: 科学出版社

丘华兴, 林有润. 1988. 中国植物志·第二十四卷. 北京: 科学出版社

丘华兴. 1996. 中国植物志·第四十四卷 (第二分册). 北京: 科学出版社

孙祥钟. 1992. 中国植物志·第八卷. 北京: 科学出版社

单人骅, 佘孟兰. 1979. 中国植物志·第五十五卷 (第一分册). 北京: 科学出版社

单人骅, 佘孟兰. 1985. 中国植物志·第五十五卷 (第二分册). 北京: 科学出版社

单人骅, 佘孟兰. 1992. 中国植物志·第五十五卷 (第三分册). 北京: 科学出版社

唐昌林. 1996. 中国植物志·第二十六卷. 北京: 科学出版社

汪发缵，唐进 . 1978. 中国植物志·第十五卷 . 北京：科学出版社

汪发缵，唐进 . 1980. 中国植物志·第十四卷 . 北京：科学出版社

王庆瑞 . 1991. 中国植物志·第五十一卷 . 北京：科学出版社

王文采，陈家瑞 . 1995. 中国植物志·第二十三卷（第二分册）. 北京：科学出版社

王文采 . 1980. 中国植物志·第二十八卷 . 北京：科学出版社

王文采 . 1990. 中国植物志·第六十九卷 . 北京：科学出版社

王战，方振富 . 1984. 中国植物志·第二十卷（第二分册）. 北京：科学出版社

韦直 . 1994. 中国植物志·第四十卷 . 北京：科学出版社

吴德邻 . 1981. 中国植物志·第十六卷（第二分册）. 北京：科学出版社

吴国芳 . 1997. 中国植物志·第十三卷（第三分册）. 北京：科学出版社

吴容芬，黄淑美 . 1987. 中国植物志·第六十卷（第二分册）. 北京：科学出版社

吴兆洪 . 1999. 中国植物志·第四卷（第二分册）. 北京：科学出版社

吴征镒，李恒 . 1979. 中国植物志·第十三卷（第二分册）. 北京：科学出版社

吴征镒，李锡文 . 1977. 中国植物志·第六十六卷 . 北京：科学出版社

吴征镒，李锡文 . 1977. 中国植物志·第六十五卷（第二分册）. 北京：科学出版社

吴征镒 . 1979. 中国植物志·第六十四卷（第一分册）. 北京：科学出版社

吴征镒 . 1999. 中国植物志·第三十二卷 . 北京：科学出版社

夏邦美 . 1999. 中海海藻志·第二卷第五册（红藻门伊谷藻目、杉藻目等）. 北京：科学出版社

徐炳声 . 1988. 中国植物志·第七十二卷 . 北京：科学出版社

徐朗然，黄成就 . 1998. 中国植物志·第四十三卷（第一分册）. 北京：科学出版社

应俊生 . 2001. 中国植物志·第二十九卷 . 北京：科学出版社

俞德浚 . 1974. 中国植物志·第三十六卷 . 北京：科学出版社

俞德浚 . 1985. 中国植物志·第三十七卷 . 北京：科学出版社

俞德浚 . 1986. 中国植物志·第三十八卷 . 北京：科学出版社

曾呈奎，张德瑞，张峻甫 . 1962. 中国经济海藻志 . 北京：科学出版社

曾呈奎 . 2000. 中国海藻志·第三卷第二册（褐藻门墨角藻目）. 北京：科学出版社

张宏达 . 1979. 中国植物志·第三十五卷（第二分册）. 北京：科学出版社

张宏达 . 1998. 中国植物志·第四十九卷（第三分册）. 北京：科学出版社

张美珍，邱莲卿 . 1992. 中国植物志·第六十一卷 . 北京：科学出版社

张树仁，马其云，李奕，等 . 2006. 中国植物志·中名和拉丁名总索引 . 北京：科学出版社

张宪春 . 2004. 中国植物志·第六卷（第三分册）. 北京：科学出版社

张秀实，吴征镒 . 1998. 中国植物志·第二十三卷（第一分册）. 北京：科学出版社

赵继鼎 . 1998. 中国真菌志·第三卷（多孔菌科）. 北京：科学出版社

郑宝福 . 2009. 中国海藻志·第二卷第一册（红藻门紫球藻目、红盾藻目等）. 北京：科学出版社

郑勉, 闵天禄 . 1980. 中国植物志·第四十五卷 (第一分册). 北京 : 科学出版社

郑万钧, 傅立国 . 1976. 中国植物志·第七卷 . 北京 : 科学出版社

中国科学院神农架真菌地衣考察队 . 1989. 神农架真菌与地衣 . 北京 : 世界图书出版公司

钟补求, 杨汉碧 . 1979. 中国植物志·第六十七卷 (第二分册). 北京 : 科学出版社

周太炎 . 1987. 中国植物志·第三十三卷 . 北京 : 科学出版社

朱家枏, 陆玲娣, 陈艺林, 等 . 2001. 拉汉英种子植物名称 (第 2 版). 北京 : 科学出版社

朱维明 . 1999. 中国植物志·第三卷 (第二分册). 北京 : 科学出版社

朱兆云 . 2010. 云南天然药物图谱·第六卷 . 昆明 : 云南科技出版社

庄文颖 . 2004. 中国真菌志·第二十一卷 (晶杯菌科、肉杯菌科、肉盘菌科). 北京 : 科学出版社

Editorial Committee of Flora of China. 1989-2013. Flora of China. Vol.1-Vol.25. Science Press，
　　Missouri Botanical Garden Press

索　引